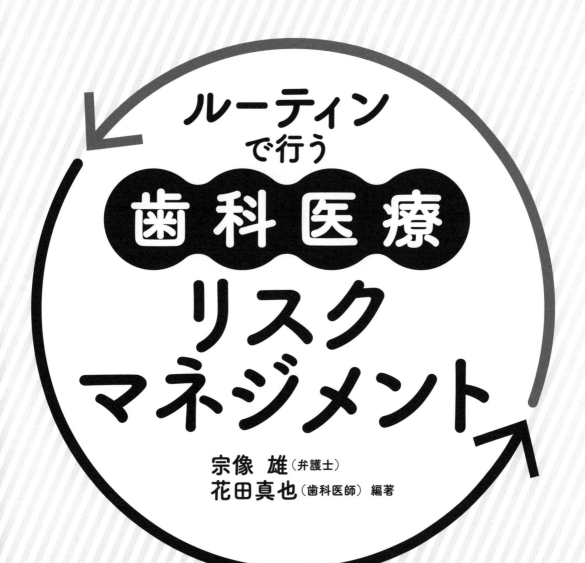

ルーティンで行う 歯科医療 リスクマネジメント

宗像 雄（弁護士）
花田真也（歯科医師）編著

弘文堂

はじめに

　医療は、古くからある人間の営みの中でも、とりわけ高尚なものと位置づけられています。それは、医療が「人間の尊厳」との「対話」であるからです。

　人間は、誰もが「唯一無二」の存在です。1人として同じ人間はいません。医師、歯科医師、看護師その他の医療従事者は、個性を尊重した上で、個々の患者さんに医療を提供します。このように、歯科医師には、診療にあたって患者さん1人ひとりと向き合うことが要求されます。

　加えて、絶対に安全な医療行為などというものは存在しません。治療効果を期待すれば、必然的に、患者さんの生命や身体に現実に危険を生じさせる可能性を伴います。また、ある医療行為を受けた結果、他の医療行為を受ける機会が失われ、それによって患者さんの生命や身体に別の危険が生じることもあります。見方を変えれば、患者さんにとって診療を受けることは、みずからの生命や身体に対する危険を否応なく取捨選択することにほかなりません。それゆえ、歯科医師には、患者さんになり代わって当該患者の利益を図るために最善を尽くすことが要求されます。

　本書は、直接的には、医療をめぐる法律上の問題点を解説するものです。ただ、あくまでも上記のような考え方をその出発点としています。すなわち、診療に従事する歯科医師は、患者さん1人ひとりと向き合い、患者さんのために最善を尽くさなければならない。それは、具体的にはどのようなことを意味しているのか。本書は、この問いに答えるためのものです。

　もちろん、医療は極めて広い範囲に及んでいます。本書で取り上げた事例は、あくまでもそのごく一部にすぎません。しかし、これらの事例において通底している考え方は、医療全体に共通するものです。書かれている内容の核心は、難解な法律用語や裁判例の内容といった単なる「知識」ではなく、医療をめぐる法律上の問題点を解き明かすための「考え方」にあります。

　本書を読まれる方には、是非この「考え方」を体得し、日々の診療において文字どおり「ルーティンワーク」の一環としてそれを実行していただきたい、と考えています。

　最後に、本書の企画・進行・調整のすべてを担当してくださった柳　崇弘氏に、厚く御礼を申し上げます。同じく医療を扱うといっても、弁護士と歯科医師の間に存在する「壁」は想像していた以上に高く、その間の進行・調整には多大なる労力と辛抱強さが必要でした。柳さんの細やかなサポートにより、その「壁」を乗り越えて本書を完成させることができました。柳さんは、本書が編集者としての「デビュー」となります。今後大いに活躍されることを祈念申し上げております。

　また、ご経験の豊富な歯科医師の鈴木設矢氏には、本書の企画にあたって貴重なご示唆を頂戴しました。鈴木先生こそが、本書の「影の編者」です。ありがとうございました。

　そして、歯科医師で日本大学歯学部同窓会会長の小幡　純氏に、厚く御礼を申し上げます。何もわからない私に、小幡先生は、歯科医療とはどのようなものであるかを懇切丁寧にご教示くださいました。本書で賜った大恩にいささかでも報いることができれば、望外の喜びでございます。

2017年1月

弁護士　宗像　雄

近年、世の中の変化に伴い、人と人との関係性も変化したように思われます。医療の現場では「お医者様」と患者さんが医師を敬う傾向は少なくなり、患者さんも医師も対等な関係の時代になったといえます。対等というのは人として当然の関係であり、望ましい関係ではありますが、コミュニケーションの内容は昔より厳密さが求められるようになったと感じます。

　「お医者様がそう言われているのであれば、間違いないでしょう」などというのはもう昔のこと。患者さんの権利意識が強くなり、「お金を払っているんだから、治してもらって当然だ」と無理難題を主張するモンスターペイシェントとよばれる患者さんさえもいます。患者さんとの紛争というリスクと隣り合わせで医療は行われているといっても過言ではないでしょう。最初、この本の企画をいただいた時、そういった医療紛争を回避するために必要なことをお伝えするのが目的だと考えていました。しかし、執筆者会議の時に宗像雄弁護士の「今現在、医療紛争に巻き込まれている歯科医師の助けになるような本にしたい。この本を参考資料として裁判所に提出したいという問い合わせがくるような本にしたい」という言葉に共感し、教科書的なものではなく、1人の一般臨床医としての主観をもって書くことを心掛けました。11の裁判例を通して感じたことは、歯科医療の知識においては、裁判所も弁護士も歯科医師以上の専門知識はもっていないということです。私からすれば、論点がずれているのではないか？という事例もありましたので、「歯科医師の視点」では主観を交えて書かせていただきました。

　医療においては、診断や治療方法が間違いないものであっても、患者さんの治癒力やさまざまな要因が関与するため、必ずしも患者さんが満足する結果が得られないこともあります。それに対し、医師がそのすべての結果責任を負うことはできませんし、問われることもありません。治療方法の選択においては、その治療を選択した責任は、医師だけが負うのでなく、患者自身も負う必要があるのです。したがって、多くの紛争で問われるのは説明義務です。それがインフォームド・コンセント（説明と同意）とその内容のカルテ記載が重要である理由です。インフォームド・コンセントを行ったかどうか？ということが裁判で争われることが多くあります。しかし、インフォームド・コンセントを行ったかどうかよりも誰が主役になったかのほうが重要だと考えます。治療の主役は医者ではなく、患者さんでなければなりません。医療は医師主導のDOS（Doctor Oriented System）ではなく、患者主導のPOS（Patient Oriented System）で行われるべきです。患者さんがみずからの意思で治療法を選択するべきです。しかし、医学的専門知識の乏しい患者さんにとって、みずから治療法を選択するのが難しいケースも少なくありません。そのために医師は患者さんの考えを理解し、コーディネーターの役割をすることで、患者みずからの意思で治療法を選択できるようにすることが重要です。たとえ時代が移り変わったとしても、いつも患者さんが主役であると考え、患者さんの思いに寄り添い臨床を行っていくことが、一番の紛争予防になるのではないかと思います。私たちのそのような思いが伝われば幸いです。

　今回、はなだ歯科クリニックでともに診療している副院長の谷口なお子先生と勤務医の伊地知慧先生にも共著者として加わっていただきました。忙しい診療の中、時間を作り執筆してくれたこと、それにより若き2人の歯科医師の成長がみられたことに感謝しています。

　　2017年1月

歯科医師　花田　真也

本書について（説明とその使い方）

I 本書の説明

1　本書は、弁護士と歯科医師とが協力して作りました。
　実際に裁判になった事案をもとに、医療訴訟に従事する弁護士と診療に従事する歯科医師とが、それぞれの視点から各事案に含まれている法律上の問題と診療上の問題点を明らかにしています。

2　このような体裁をとったことには、理由があります。
　⑴　そもそも、医療は、個々の患者さんの生命や身体にかかわる問題であるとともに、私たちが暮らす社会を支える仕組みの問題でもあります。この意味で、医学と法律学の両方が関係します。
　⑵　私は、いくつかの医療機関に関係し、医療に関する法律相談や訴訟に携わっています。その中で、弁護士、検察官、裁判官といった法律家が抱く問題意識と、医師、歯科医師、看護師その他の医療従事者が抱く問題意識に「齟齬（そご）」があるように感じるケースがあります。そして、このようなケースで齟齬が生じる原因は、まさに、医療機関が提供した医療を法律学の観点で捉えるか医学の観点から捉えるか、という点にあるように思います。
　　たとえば、DNAの発見と解析を契機として、近年、医学は急速な進歩を遂げています。そのスピードは、社会の進歩をはるかに凌駕しています。そのため、「先進的」な医療行為の中には、診療において有効かつ安全なものであることについて社会一般の合意（コンセンサス）が必ずしも得られていないものも含まれています。そして、このような医療行為は、法律学の観点からは、「社会全体を危険にさらすものである」と評価され、消極的ないし否定的な評価を受けます。他方、医学の観点からは、病気で苦しむ患者さんが1人でもいる限りは「避けて通ることの許されないものである」と評価され、積極的ないし肯定的な評価を受けます。
　　宗教裁判において「それでも地球は動く」と述べたとされるガリレオの例を挙げるまでもなく、科学と裁判の間に「溝」が生じることは避けられません。医学と法律学の間にも、その程度や頻度は別にして、やはり「溝」があります。
　⑶　加えて、東日本大震災とこれに伴って生じた原子力発電所の事故による厳しい体験を経て、我が国では、社会の至るところで、「『安全』と『安心』」ということが叫ばれています。これは、「『安全』であることは当然のこととして、これに加えて『安心』であることも必要である」とする考え方です。このことは、医療機関が提供する医療についてもあてはまります。医療は、患者さんにとって『安全』であることに加えて『安心』なものでなければなりません。
　　そして、ここでいう『安心』を社会全体からみた『安心』であると理解すれば、『安心』であるか否かは、医学ではなく法律学の領域に属する問題であることになります。
　⑷　私は、医学と裁判、『安全』と『安心』の間に存在する「溝」を橋渡しする一助とするべく、上記のような体裁をとりました。

同じ事案について、法律家である弁護士がどのような問題意識を感じ、臨床診療に従事する歯科医師がどのような問題意識を感じているか。両者を読み比べていただくことで、その事案のもつ意味をより深く理解していただけるものと考えています。また、そのことを通じて、日々の診療に従事する上で歯科医師が常に留意し、日々実践していなければならない事項（ルーティンワーク）が明らかとなってくるはずです。

3 2015年に開催された「ラグビー・ワールドカップ」の日本代表の活躍を通じて、日本代表のプレース・キッカーを務めた、五郎丸 歩 選手が行っていた「ルーティン」が話題になりました。

あの、顔の前で両手を合わせるポーズは、よく似ていますが、キックしたボールがゴールに入るように「お祈り」しているわけではありません。あのポーズを含めた一連の動作を行うことで、五郎丸選手は、自らの集中力を高め、キックの精度を上げています。

日常的に繰り返される行為の「精度」を上げるために、必ず行う作業を確立すること。歯科診療を含めた医療においても、このような考え方、すなわち、「ルーティンワーク」という考え方が役に立つのではないでしょうか。

II 本書の使い方

1 本書は、歯科医師、看護師その他の医療従事者の皆さんに読んでいただくことを前提に作りました。そのため、難解な法律用語や法理論は使わず、できるだけ平易な言葉で記述することを心掛けました。それでも、難しく感じられることがあれば、ご海容ください。

同時に、医療訴訟に関係する裁判官、検察官、弁護士その他の法律家の皆さんにも参考にしていただけるよう、平易であっても不正確とはならないように配慮したつもりです。

2 ただ、一点お断りしておかなければならないことがあります。

医療訴訟においては、通常、1つではなく複数の問題点（争点）が審理されます。しかし、本書では、各事案について取り上げる争点を、あえて1つに限定をいたしました。これは、争点を絞って議論を戦わせることによって、問題点をより明確に浮かび上がらせることができると考えたためです。

このこととの関係で、各事案のモデルとなった裁判例には、本書において記述されていない争点も含まれています。実際の医療訴訟において本書を参考にされる場合は、このことを前提に、モデルとなった裁判例の内容についても必ずご確認ください。

III 本書の構成等

1 構成

(1) 本書は、「総論」と「各論」に分かれ、総論では、歯科医師の法的義務についての解説、および、最高裁判所が下した医療訴訟についての基本事例を解説し、各論では個別具体的な歯科医療訴訟について解説をしました。

(2)　各論での事例では、「事例の概要」「事例解説」「弁護士の視点」「歯科医師の視点」「事例のポイント」「今日からのルーティンワーク」の順で解説しました。
　(3)　本書の事例は、モデルとなった判例・裁判例をアレンジして作成したものです。
2　欄外解説
　欄外では、用語解説・参照条文・参照判例・リファーなどを記載しました。

Ⅳ　凡例

1　法律
　(1)　本書中で法律を示すときは、平成29年1月1日現在のものによりました。
　(2)　法律名の表記は、原則、正式名称を用いましたが、一部、大方の慣例に従い略称を用いました。
　　　e.g. 医薬品医療機器等法＝医薬品、医療機器等の品質、有効性及び安全性の確保等に関する法律

2　判例
　(1)　本書中で判例を示すときは、平成29年1月1日までに刊行された資料によりました。
　(2)　判例の表記（裁判所、年月日）は、大方の慣例に従いました。
　　　e.g. 最3小判平成8年1月23日民集50巻1号1頁
　　　　（平成8年1月23日に最高裁判所の第三小法廷で下された判決で、最高裁判所民事判例集50巻1号1頁に記載の意。）

　　なお、判例出典の表記は以下のような略語を用いました。
　e.g.　民集　　　最高裁判所民事判例集
　　　　集民　　　最高裁判所裁判集民事
　　　　判タ　　　判例タイムズ
　　　　判時　　　判例時報

Ⅴ　注意事項

　(1)　本書に記載されている会社名・商品名などは一般に各社の商標または商標登録です。
　(2)　本書中のイラスト、画像等は、実際の事例で使用されたものではありません。

ルーティンで行う歯科医療リスクマネジメント ＊ 目　次

はじめに　3
本書について（説明とその使い方）　5

総　論　歯科医師の法的義務の概要　10
〔宗像　雄〕

- **基本事例1**　(A)診療（医療）行為における注意義務　21
〔宗像　雄〕
- **基本事例2**　(B)説明における注意義務　25
〔宗像　雄〕

第1章　治療法の選択　30

- **事例a**　対合歯の削合処置に至るまでに要求されるプロセス　30
〔松田育子・谷口なお子〕
- **事例b**　根尖病巣による抜歯に至るまでに要求されるプロセス　42
〔丸山智恵・伊地知慧〕

第2章　投　薬　50

- **事例c**　投薬にあたっての研鑽義務とその内容　50
〔丸山智恵・伊地知慧〕
- **事例d**　投薬に先立つ問診義務の内容（範囲）　57
〔丸山智恵・伊地知慧〕

第3章　補　綴　65

- **事例e**　ブリッジの設計・制作・装着ならびに装着後の注意義務　65
〔丸山智恵・谷口なお子〕
- **事例f**　支台築造およびブリッジの設計・制作における注意義務　75
〔丸山智恵・谷口なお子〕

第4章　抜　歯　　86

事例g　抜歯の必要性とそれについての説明　　86
〔丸山智恵・谷口なお子〕

第5章　矯正・インプラント　　93

事例h　矯正治療中のう蝕の予防に関する注意義務　　93
〔松田育子・花田真也〕

事例i　インプラント治療にあたって要求される注意義務　　100
〔松田育子・花田真也〕

第6章　見落とし　　107

事例j　診断義務および転医義務（転医指示義務）　　107
〔松田育子・伊地知慧〕

第7章　患者に対する説明　　115

事例k　説明義務の内容（範囲）　　115
〔松田育子・花田真也〕

事項索引　123
判例索引　125

総論 ……… 歯科医師の法的義務の概要

I 歯科医師の法的責任

1 「法的責任」とは何か

- 「法的責任」とは「法律上の責任」という意味である。
  「責任」にはさまざまな種類のものがある。たとえば、名誉や（社会的な）信頼といった社会との関係で生じるものや、みずからの良心や職業倫理との関係で生じるものもある。前者は「社会的な責任」、後者は「道義的な責任」とよばれる。なかでも本書が注目するのは、あくまでも「法律上の責任」すなわち「法的責任」である。

- 法律上の責任の特徴は、国家によるペナルティ（制裁）を伴っている点にある。ペナルティも法律の規定に従って発生する。そして、国家権力がその後ろ盾になっている。
  それゆえ、決して無視できない、「重い」ものであるといえる[1)2)]。

- なお、上記の内容は、社会的な責任や道義的な責任が「軽い」ということではない。この点は、誤解してはならない。
  たとえば、名誉や信頼の失墜がその後社会生活を営む上で回復不能なダメージを与えるケースは、決して少なくない。社会的な責任と密接に関連するインターネットやマスコミの報道による「風評被害」は、事業自体の存続を危うくさせ、企業の存亡にもかかわる。

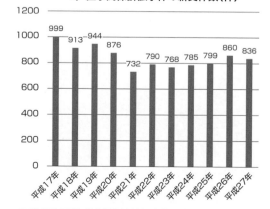

1）医事関係訴訟事件の新受件数(件)

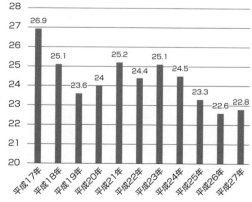

2）医事関係訴訟事件の平均審理期間(月)

※最高裁判所「医事関係訴訟事件統計」より作成。

また、「自責の念」や「良心の呵責」は、生涯逃れることができない「傷」となって残ることになる。特に、医師、歯科医師、看護師その他の医療従事者は、一般に高い倫理意識を有している。それゆえに、「自分自身を許すことができない」と感じることも多い。そのため、医療事故を起こしてしまったことが契機となって医療従事者以外の職業に就いた人も、少なくない。

- ところで、歯科医師について問題となりうる法的責任は、刑事責任、民事責任、行政責任、懲戒処分の4種類である。これらは、主に医療事故が発生した場合にその有無が問題となる。
以下、詳しく説明する。

2 刑事責任

- 医療事故を起こした歯科医師は、刑法上、業務上過失致死傷罪（刑法211条前段）に問われることがある。

3 民事責任

- 医療事故を起こした歯科医師は、被害者から、不法行為や債務不履行に基づく損害賠償を請求されることがある（民法415条、709条）。
- なお、医療事故が発生した場合に不法行為が成立するためには、次の2つの要件が必要である。債務不履行についても、ほぼ同様である。
  ①歯科医師ないしその補助者としての医療従事者に故意または過失が存在すること
  ②歯科医師等の故意または過失と発生した損害との間に因果関係が認められること

4 行政責任

- 歯科医師は、一定の事由がある場合、厚生労働大臣により、免許を取り消され、または、一定期間その業務の停止を命じられることがある（歯科医師法7条参照）。その事由とは、具体的には次のようなものである。
  ①心身の障害により歯科医師の業務を適正に行うにあたって必要な認知、判断および意思疎通を適切に行うことができないとき（歯科医師法4条1号、歯科医師法施行規則1条）
  ②麻薬、大麻またはあへんの中毒者（同条2号）
  ③罰金以上の刑に処せられたとき（同条3号）
  ④医事に関し犯罪または不正の行為があったとき（同条4号）
  ⑤歯科医師としての品位を存するような行為のあったとき（同法7条2項）
上記の通り、行政責任は医療事故とは関係がないケースでも問われることがある。

（業務上過失致死傷等）
刑法211条 業務上必要な注意を怠り、よって人を死傷させた者は、5年以下の懲役若しくは禁錮又は100万円以下の罰金に処する。重大な過失により人を死傷させた者も、同様とする。

（債務不履行による損害賠償）
民法415条 債務者がその債務の本旨に従った履行をしないときは、債権者は、これによって生じた損害の賠償を請求することができる。債務者の責めに帰すべき事由によって履行をすることができなくなったときも、同様とする。

（不法行為による損害賠償）
民法709条 故意又は過失によって他人の権利又は法律上保護される利益を侵害した者は、これによって生じた損害を賠償する責任を負う。

歯科医師法7条2項 歯科医師が第4条各号のいずれかに該当し、又は歯科医師としての品位を損するような行為のあったときは、厚生労働大臣は、次に掲げる処分をすることができる。
一　戒告
二　3年以内の歯科医業の停止
三　免許の取消し

歯科医師法4条 次の各号のいずれかに該当する者には、免許を与えないことがある。
一　心身の障害により歯科医師の業務を適正に行うことができない者として厚生労働省令で定めるもの
二　麻薬、大麻又はあへんの中毒者
三　罰金以上の刑に処せられた者
四　前号に該当する者を除くほか、医事に関し犯罪又は不正の行為のあった者

Ⅰ　歯科医師の法的責任

歯科医師法施行規則1条
歯科医師法……第4条第1号の厚生労働省令で定める者は、視覚、聴覚、音声機能若しくは言語機能又は精神の機能の障害により歯科医師の業務を適正に行うに当たって必要な認知、判断及び意思疎通を適切に行うことができない者とする。

3）言葉の使い分け

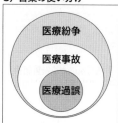

- なお、従前は、行政責任は、専ら刑事責任を問われたケースのみを対象としていた。しかし、医療過誤事件の増加に伴い、近年では、刑事責任がいまだ確定していない時点でも行政処分を問われるケースが現れている。今後は、刑事責任の有無とは別に行政責任が問われることが益々多くなると思われる。

5　懲戒処分

- 懲戒処分は、就業規則等に基づく医療機関の内部での処分である。医療事故を起こした歯科医師は、就業規則等の定めるところに従い、懲戒解雇、諭旨解雇、降格、減給、譴責等の処分を受ける。
- 刑事または民事の責任を問われないケースでも、就業規則等に違反していれば処分を受けることがある。

6　言葉の使い分け

- 報道などでは、「医療事故」、「医療過誤」、「医療紛争」などの言葉が使われる[3]。
 ただ、次に詳述する通り、これらの言葉は厳密にはその意味するところが異なっている。
- 「医療事故」は、医療従事者の医療行為や医療施設の設備・システム等を原因として患者等に有害な結果が生じたケースのすべてをさす。不可抗力による場合も含む。
- 「医療過誤」は、医療事故のうち、医療従事者ないし医療施設の管理者の故意または過失に基づくものだけをさす。医療過誤の「過」は「過失」という意味である。不可抗力による場合を含まない。法的責任が問題となるのは、主にこのケースである。それゆえ、過失の有無が不明な場合は、「医療過誤」ではなく「医療事故」という言葉を使うべきである。
- 「医療紛争」は、医療事故を含めて、広く患者さんとのトラブルの一切をさす。事故であるか否かを問わない。すなわち、有害な結果を生じていない場合も含む。これまでは、医療事故のケースがほとんどであった。しかし、近時は、医療事故以外のケース、すなわち、有害な結果を生じていないケースも増えている。個人情報・プライバシー等をめぐる問題も、ここに含まれる。

Ⅱ　医療過誤における過失ないし注意義務違反

1　法的責任が発生するための「必要条件」

- 上記の通り、医療過誤であるか否か、さらにいえば、法的責任の有無は、医療従事者ないし医療施設の管理者の故意または過失

の有無によって決まる。
- すなわち、原則として、（故意を含めて）過失が認められなければ、刑事または民事の法的責任を問われることはない。医療事故が発生すれば、言い換えれば、患者等に有害な結果が生じれば直ちに法的責任が生じる、ということではないのである。

2 過失の概念

- 過失とは、簡単にいえば「不注意」をいう。
- しかし、ただの「不注意」ではない。「不注意」の前提となる注意義務は法律上のものでなければならない。倫理的なもの、道徳的なものとは区別される。

 すなわち、行為者には、行為にあたって従わなければならない法律上の義務がある。これを「注意義務」という。具体的には、結果の発生を予見してこれを回避するために必要な措置を講じる義務（結果予見・回避義務）である。
- 結局のところ、過失とは注意義務に違反したことをいう。

3 注意義務の内容

- 注意義務は、行為者が行為にあたって従わなければならないルールである。
- たとえば、自動車を運転する場合、運転者は、制限速度その他の交通ルールに従わなければならない。この交通ルールが、「行為者が行為にあたって従わなければならないルール」である。これに違反して交通事故を起こせば、法的責任が問われる。

 医師、歯科医師、看護師その他の医療従事者についても、これと同様のことがいえる。歯科医師も、運転者と同様に、診療行為その他の医療行為を行うにあたっては一定のルールに従わなければならない。
- ただ、医療行為を行うにあたって従わなければならないルールの具体的な内容は、交通ルールと比べて必ずしも明確ではない。その理由は、次の通りである。
- 第1に、診療行為その他の医療行為の具体的な態様は、自動車の運転と比べて多様である。どのような行為を行うかによって、それにあたって従わなければならないルールも異なる。
- 第2に、1人として同じ患者は存在しない。たとえば、同じ病名であっても、患者の病状は千差万別である。既往症によっては診療行為を行うにあたって格別の考慮が必要となるケースもある。同じ診療行為その他の医療行為を行う場合であっても、患者の病状等が異なれば、それにあたって従わなければならないルールも異なる。

 特にこの点は重要である。実は、このことは自動車の運転をする

場合であっても同じである。同じ道路を走るとしても、天候や道路の状況等によって運転者が従わなければならない交通ルールも異なってくるのである。

- 以上の通り、ある行為を行うにあたってどのような注意義務を負うかは、個々のケースにおける具体的な事情に基づいて決定される。同じ診療行為を行う場合であっても、行為の当時の具体的な事情、たとえば、患者の具体的な病状、診療ないし看護の具体的な態勢などによって、その注意義務の内容は異なりうる。したがって、個々のケースにおける注意義務の内容を考えるにあたっては、当該ケースにおいて、行為の当時どのような事情が存在したのか、という点が極めて重要な意味をもつ。

- 結局のところ、医療訴訟において問題となるのは、主に次の3点である。
  ①行為の当時の具体的な事情、たとえば、患者の具体的な身体状況、病状、診療ないし看護の具体的な態勢
  ②患者に対して医療従事者が行った行為（処置）の具体的な内容
  ③ ②の内容が診療当時の「医療水準」を下回っていたか否か

- そして、上記①および②の内容を明らかにするものが、診療録、看護記録を含めたカルテの記載である。

- ちなみに、厚生労働省が策定した「診療情報の提供等に関する指針」（平成15年9月12日医政第0912001号）によれば、「診療情報」は「診療の過程で、患者の身体状況、病状、治療等について、医療従事者が知り得た情報」と、「診療記録」は「診療の過程で患者の身体状況、病状、治療等について作成、記録又は保存された書類、画像等の記録」と、それぞれ定義されている。法律上、医師、歯科医師には遅滞なく「診療録」を作成することが義務づけられているが（医師法24条、歯科医師法23条参照）、この診療録は当然「診療記録」に含まれている。

- したがって、カルテには、法律上、診療の過程で医療従事者が知りえた患者の身体状況、病状、治療等に関する情報を必ず記載しなければならない。この意味で、患者の身体状況、病状、治療等に関する情報は、カルテの「必要的記載事項」なのである。そして、このうち、患者の身体状況、病状に関する情報は上記①に、治療等に関する情報は上記②に、それぞれ対応する。

4　歯科医師と患者の関係

- かつては、医療は「愛の仕業」である、とされていた。この場合、医師、歯科医師や看護師は、患者に対して倫理的ないし道義的な意味で義務を負っているにすぎない。この倫理的な義務が「ヒポクラテスの誓い」や「ナイチンゲール誓詞」である。

医師法24条1項　医師は、診療をしたときは、遅滞なく診療に関する事項を診療録に記載しなければならない。

歯科医師法23条1項　歯科医師は、診療をしたときは、遅滞なく診療に関する事項を診療録に記載しなければならない。

- しかし、現在では、これに加えて、医師、歯科医師や看護師（厳密には、医療機関）と患者とは「契約」（診療契約）によって結ばれている、と考えられている。そして、この「契約」の効果として、医師、歯科医師や看護師（医療機関）に法的な注意義務を含めた法的義務が発生する。
- それゆえ、歯科医師（医療機関）が行う医療行為は、恩恵的な「施し」ではない。歯科医師（医療機関）が契約に基づいて負担している、法的義務の履行なのである。

Ⅲ 歯科医師の法的義務とその内容

1 「良質かつ適切な」医療サービスの提供

- 「医療は、生命の尊重と個人の尊厳の保持を旨と」する。そして、医療「の内容」は、「良質かつ適切なものでなければならない」（医療法1条の2第1項参照）。
- 医療機関と患者は診療契約を締結している。診療契約の目的は、上記の内容を有する医療すなわち「良質かつ適切」な医療上のサービス（医療サービス）を提供すること（ないしこれを受けること）にある。また、診療契約の法的性質は（準）委任契約であるから（民法656条、643条参照）、医療機関ないし医師、歯科医師その他の医療従事者には、患者に医療サービスを提供するにあたって「善良な管理者の注意」を尽くすことが要求される（民法644条参照）。
- それゆえ、医療機関ないし医療従事者が、患者に対して医療サービスを提供するにあたって「善良な管理者の注意」を尽くさなかったときは、当該医療サービスは「良質かつ適切」なものとはいえない。すなわち、医療機関ないし医療従事者が患者に対して提供した医療サービスが「良質かつ適切」なものであるか否かは、当該医療サービスを提供するにあたって、当該医療機関ないし医療従事者が「善良な管理者の注意」を尽くしたか否かによって決まる。
- このように、提供された医療サービスが「良質かつ適切」なものか否かという問題は、当該医療サービスを提供するにあたって医療機関ないし医療従事者が「善良な管理者の注意」を尽くしたか否かという問題である。したがって、医療機関ないし医療従事者が負う法律上の注意義務は、より具体的にいえば、患者に対して医療サービスを提供するにあたって結果の発生を予見してこれを回避するために「善良な管理者の注意」を尽くす義務である

医療法1条の2第1項 医療は、生命の尊重と個人の尊厳の保持を旨とし、医師、歯科医師、薬剤師、看護師その他の医療の担い手と医療を受ける者との信頼関係に基づき、及び医療を受ける者の心身の状況に応じて行われるとともに、その内容は、単に治療のみならず、疾病の予防のための措置及びリハビリテーションを含む良質かつ適切なものでなければならない。

（委任）
民法643条 委任は、当事者の一方が法律行為をすることを相手方に委託し、相手方がこれを承諾することによって、その効力を生ずる。

（準委任）
民法656条 この節の規定は、法律行為でない事務の委託について準用する。

（受任者の注意義務）
民法644条 受任者は、委任の本旨に従い、善良な管理者の注意をもって、委任事務を処理する義務を負う。

ことになる。
- 医療機関ないし医療従事者が「善良な管理者の注意」を尽くさなかった場合は、提供した医療サービスの内容が「良質かつ適切」なものとはいえず、当該医療機関ないし医療従事者には注意義務違反すなわち過失が認められる。この場合、当該医療機関ないし医療従事者は刑事または民事の法的責任を負う。具体的には、業務上過失致死傷罪（刑法211条参照）等の犯罪が成立し、当該医療従事者が処罰されることがある。また、患者ないしその相続人は、当該医療機関ないし医療従事者に対して当該サービスによって被った損害の賠償を請求することができる（民法415条、709条参照）。

2　提供する医療サービスの内容

- 医療機関ないし医療従事者が患者に対して提供する医療サービスには、2種類のものが含まれる。具体的にいえば、(A)診療（医療）行為と(B)説明である（医療法1条の4第1項および第2項参照）。
- そして、医療機関ないし医療従事者の注意義務（具体的にいえば、「善良な管理者の注意」を尽くす義務）は、(A)医療行為と(B)説明の双方にそれぞれ要求される。注意義務に違反した場合の法的な責任も双方について発生する。
- それゆえ、医療機関ないし医療従事者は、(A)医療行為と(B)説明の双方について、それぞれ、注意義務の具体的な内容、すなわち、「善良な管理者の注意」とは具体的にはどのようなものであるかを正しく理解しておかなければならない。

3　「善良な管理者の注意」の具体的な内容の決定基準

- 我が国の裁判実務では、個々のケースにおいて医療従事者が負う注意義務の基準（依拠すべき規範）は、診療当時のいわゆる臨床医学の実践における医療水準である、との考え方が確立されている（たとえば、最3小判昭和57年3月30日集民135号563頁参照）。すなわち、個々のケースで医療従事者が患者に対して行った医療サービスが「良質かつ適切な」ものであったか否か、言い換えれば、当該医療サービスを提供するにあたって当該医療従事者が「善良な管理者の注意」を尽くしたか否かを判断するにあたっては、「診療当時の臨床医学の実践における医療水準」（以下、「医療水準」という）の内容が極めて重要な意味を有するのである。
- 具体的にいえば、個々のケースにおいて、医療従事者が実際に行った医療サービスの内容が「医療水準」を下回るものである場合、当該医療従事者には注意義務違反すなわち過失が認められる。

- この考え方は、基本的には(A)診療行為と(B)説明の双方についてあてはまる。それゆえ、医療機関ないし医療従事者は、「医療水準」の内容を正しく理解した上で患者に対して(A)診療と(B)説明を行わなければならない。

Ⅳ (A) 診療行為と注意義務 ── 裁量権との関係

1 医療従事者の裁量権

- 診療（医療）行為との関係で問題になることが多いのは、医療従事者の「裁量権」である。
- 一般に、医師、歯科医師その他の医療従事者には、（その範囲に広狭の差こそあるものの）医療行為にあたって「裁量権」が認められる。そして、「裁量権」が認められる限りにおいては、行為者には注意義務違反はなく、その行為について法的責任を問われることはない。

2 裁量権の限界

- ただ、このことは、医療行為に関してどのような判断を行っても法的責任を問われることはないという意味ではない。すなわち、裁量権（の範囲）には一定の限界が存在しており、医療従事者が行った判断の内容がこの限界を超えるものであるときは、当該医療従事者が法的責任を問われることがある。

上記の裁量権の限界には、理論的には以下の2つのものがある[4]。

- 第1は、裁量権の逸脱である。

すなわち、裁量権は医療行為の性質に由来するものであるから、その範囲はすべての医療行為について同じではない。医療行為によっては、医学的知見に照らして医療従事者に裁量の余地がないあるいは極めて小さい場合もある。たとえば、ある状況の下では必ず一定の医療行為に関する判断を行わなければならないということが明らかである場合である。この場合、これに反する判断は、裁量権を逸脱したものである。

- 第2は、裁量権の濫用である。

すなわち、権利の行使であっても濫用にわたってはならないことは、当然である。裁量権の濫用にわたるか否かは、具体的には、医療従事者が医療行為にあたって行った判断の内容が「医療水準」と相反するものであるか否かによって判断される。「医療水準」と相反する判断は、裁量権の濫用にわたるものである。

3 裁量権と「医療水準」の関係

- 裁量権の範囲を基礎づける医学的知見は、「医療水準」の具体的

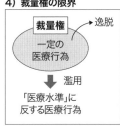

4) 裁量権の限界

な内容を基礎づける事情の1つである。それゆえ、結局のところ、裁量権の限界は「医療水準」によって基礎づけられることになる。

- 以上の通りであるから、医療従事者は、医療行為を行うにあたって裁量権を有し、これに基づきみずから医療行為に関する判断を行うことが許容される。ただ、当該判断の内容が「医療水準」と相反するものであるときは、もはや正当な裁量権の行使とは認められず、法的責任を問われることがある。

関連事例
→ 基本事例1
　事例a、b、c、d、
　　　e、f、g、h、
　　　i、j

V (B) 説明と注意義務

1 法律上の義務としての「説明」

- 医療において、「インフォームド・コンセント」は極めて重要である。また、インフォームド・コンセントを実現するためには、医師、歯科医師その他の医療従事者が、患者に対し、当該患者の生命や身体に現実に存在する危険の内容等を説明する必要がある。これらの内容は、今日ではもはや当然のこととされている。
- そして、医療従事者の患者に対する説明は、患者に対する「恩恵」ないし「施し」ではなく、これらの者の法律上の義務である（医療法1条の4第2項、最3小判平成13年11月27日民集55巻6号1154頁参照）。「説明した方がよい」のではなく、「説明しなければならない」のである。このことも今日では異論がない。
- それでは、何故に患者に対して説明することが要求されるのであろうか。

医療法1条の4第2項
→ 総論Ⅲ2

最3小判平成13年11月27日　乳がんの手術にあたり、当時医療水準として未確立であった乳房温存療法について医師の知る範囲で説明すべき診療契約上の義務があるとされた事例。
→ 基本事例2

2 説明しなければならない理由

- 絶対に安全な医療行為など、この世には存在しない。治療効果を期待すれば、必然的に、患者の生命や身体に現実に危険を生じさせる可能性を伴う。また、ある医療行為を受けた結果、他の医療行為を受ける機会が失われることもある。それによって患者の生命や身体に別の危険が生じるおそれもある。この患者の生命や身体に現実に危険を生じさせる可能性を、「リスク」とよぶことにする。
- このような医療行為に伴うリスクは、医師、歯科医師、看護師その他の医療従事者が一定の措置を講じることで、その程度を一定のレベルまで低下させることができる。ただ、このリスクをゼロにすることはできない。このことは、今後どれだけ科学が発達したとしても基本的には変わらないであろう。
- 加えて、人間には個性がある。1人として同じ人間は存在しな

い。人間は、誰もが「唯一無二」の存在である。それゆえ、複数の患者に対してまったく同じ医療行為を行ったとしても、すべての患者について同じ治療効果が発生するとは限らない。このことは、一般に「医療の不確実性」とよばれる。そして、この内容は治療効果だけには限定されない。医療行為に伴うリスクが現実化するかどうかについても、同様にあてはまる。複数の患者に対してまったく同じ医療行為を行っても、当該医療行為に伴うリスクが現実化するかどうかは、やはり「不確実」なのである。

- ところで、医療行為に関していえば、医療行為を行うか否か、どのような医療行為を行うかを決定するのは、医師や歯科医師である。決定された医療行為を実施するのは、医師や歯科医師やその指示を受けた看護師その他の医療従事者である。
- それゆえ、患者が医療従事者が決定した医療行為に含まれているリスクを引き受けた、といえる事情がない限り、上記のリスクについては、医療行為に関する決定を行いあるいはそれを実施した人、すなわち、医師、歯科医師、看護師その他の医療従事者がこれを負わなければならない。患者が当該リスクを引き受けた場合にはじめて、当該リスクが医療従事者から患者にいわば「移転」する、「転嫁」されることになる。
- そして、医療従事者が、患者に対して、患者の生命や身体に現実に存在する危険や医療行為に含まれているリスクを説明したことが、患者が当該医療行為に含まれているリスクを引き受けた、といえるためのいわば「前提条件」となるのである。
- 以上が、患者に対して説明することが要求される理由である。

3　患者に対して説明しなければならない事項

- 上記の理由に照らして考えれば、医師、歯科医師、看護師その他の医療従事者が患者に対して説明しなければならない事項は、抽象的にいえば、医療従事者が決定した医療の内容について、患者自身がこれに従うか否かを自己の意思で主体的に決定することができるだけの十分な情報ということになろう。やや具体的にいえば、(α)患者の生命や身体に現実に存在する危険の内容および程度ならびに(β)医療行為に含まれているリスクの内容および程度である。
- 患者自身が上記(α)および(β)の内容を理解した上で、医療行為を行うことを決断した場合にはじめて、当該患者が当該医療行為に含まれているリスクを引き受けた、といえるからである。

関連事例
→ 基本事例 2
　事例 b、g、h、j、k

VI 基本事例の紹介

- 以上の通り、医療機関と医療従事者は、(A)診療（医療）行為と(B)説明の双方について、それぞれ注意義務を負っている。
- これらの注意義務の具体的な内容を考えるにあたって参考になる裁判例を、それぞれ**基本事例**として紹介する。
- これらの裁判例は、いずれも最高裁判所において審理および判断されたものである。最高裁判所は、我が国において「最上位」に位置する裁判所である。最高裁判所が下した判決は、「判例」とよばれ、条文で定められている内容を補充したり、場合によってはその内容を修正ないし変更する意味を有している。加えて、いったん最高裁判所によって「判例」が形成されれば、以後、その下位にある裁判所（高等裁判所、地方裁判所、家庭裁判所および簡易裁判所）は、事実上「判例」の内容に拘束される。「判例」の内容と矛盾ないし抵触する判断ができなくなる。その結果、以後の事件について「判例」の内容に沿った判断が繰り返されることになる。このように、最高裁判所の「判例」にはいわば「社会を統制する」作用がある。
- これらの裁判例は、歯科診療に関する事例ではない。ただ、歯科であっても医科であっても、広い意味の診療行為であることには変わりがない。そして、これらの裁判例には、広い意味の診療行為に関して最高裁判所が下した判断が示されている。それゆえ、その内容は、医科だけではなく歯科においても、当然に通用するものである。
- 以上の点を念頭に置いて、大いに参考にしていただきたい。

〔宗像　雄〕

基本事例 1

(A) 診療（医療）行為における注意義務

モデル裁判例 最3小判平成8年1月23日民集50巻1号1頁

関係者
X：患者の両親
Y：病院（開業医）
A：患者（7歳5か月）
B：Yに勤務する看護師
C：YにおけるAの主治医

事例の概要

昭和49年9月25日
Aは、Y病院で、虫垂切除手術を受けた。手術は、腰椎麻酔下で行われ、麻酔剤（主成分はジブカイン）が用いられた。

午後4時30分
BがAの血圧を測定したところ、異常は認められなかった。Bは、その旨をCに報告した。

午後4時32分
Cは、麻酔を実施した。麻酔の実施に際し、Cは、介助にあたるBに対し、5分ごとに血圧を測定して報告するよう指示した。

午後4時35分
BがAの血圧を測定したところ、異常は認められなかった。Bは、その旨をCに報告した。

午後4時40分
手術が開始された。BがAの血圧を測定したところ、異常は認められなかった。

午後4時44分ごろ
Cが、ペアン鉗子を使って虫垂根部を牽引したところ、Aは、急に気持ち悪いと悪心を訴えた。ほぼ同時ころ、Bは、脈拍の異常に気がついた。Aの口唇には、チアノーゼも認められた。Bが触診で血圧を測定したところ、最高50までに低下していた。さらに、次第に自発呼吸もなくなっていった。
Cは、直ちに、手術を中止して、救急蘇生の措置をとった。しかし、午後4時47分ころには、Aは、心停止の状態となった。その後、蘇生措置が功を奏し、午後4時55分ころには、心拍動も戻り、血圧・脈拍ともに安定していった。ただ、Aの意識は回復しなかった。

午後5時20分
手術が再開され、午後5時42分には、手術が終了した。
しかし、Aには、重度の脳機能低下症の障害が残った。

事例解説

1　はじめに
- 基本事例 1 は、患者（A）とその両親（X）が、病院（Y）と担当医師（C）を被告として損害賠償を請求した民事事件である（最3小判平成8年1月23日民集50巻1号1頁参照。民法415、709条）。

（債務不履行による損害賠償）
民法 415 条
→ 総論 I 3

（不法行為による損害賠償）
民法 709 条
→ 総論 I 3

2　主な争点および当事者の主張
- 訴訟では、何が原因となって A の心停止が生じたのか、が主な争点となった。
- 心停止の原因について、患者側は、腰椎麻酔ショックが起こった、と主張した。そして、このことを前提に、担当医師らが麻酔実施後の血圧等の管理・監視義務を怠った、これにより異常の発見が遅れて心停止に至った、等と主張した。
- これに対し、医療機関側は、迷走神経反射によるショックが起こった、と主張した。また、仮に、心停止が腰椎麻酔ショックによるものであるとしても、担当医師らは麻酔実施後の血圧等の管理・監視義務を尽くしており、過失ないし注意義務違反はない、と主張した。

3　原審の判断
- 原審（名古屋高判平成3年10月31日民集50巻1号115頁）は、A の心停止の原因について、麻酔の実施後間もなく、腰椎麻酔ショックが起こり、それにより低酸素症の状態となっているところに、迷走神経反射が起こり、徐脈、急激な血圧降下に陥った、と認定した。

C らの過失については、本件（昭和49年）当時、麻酔剤注入後10ないし15分までは5分ごとの血圧測定が一般開業医の常識であったと認定した上で、本件では、C らは午後4時40分から44分までの間に血圧測定を行っていないが、これは過失とはいえない、とした。

4　最高裁の判断
- しかし、最高裁判所は、反対に、午後4時40分から44分までの間に血圧測定を行っていない事実をもって、結論的にはCらに過失を認めた。
- 原審と最高裁とが結論を異にした理由、そのいわば「分水嶺」となったのは、「医療水準」の具体的な内容をどのように考えるか、という点である。

(1)「医療水準」と「医療慣行」の峻別
- まず、「医療水準」と「医療慣行」の関係について、原審では、本件当時、一般開業医において、広く「麻酔剤注入後10ないし

医療水準
→ 総論 Ⅲ 3

15分までは5分毎の血圧測定」という取扱いが行われていたことをもって、この取扱いを、直ちに、当時の「医療水準」とした。事実上「医療水準」は「医療慣行」と一致する、という考え方をとったともいえる。

- これに対し、最高裁は、上記の取扱いは、当時の「医療慣行」にすぎず、直ちに当時の「医療水準」となるものではない、とした。両者は必ずしも一致するものではない、という考え方である。
- すなわち、最高裁は、「医療慣行」と「医療水準」とを厳格に区別し、「医療水準は、医師の注意義務の基準（規範）となるものであるから、医療慣行とは必ずしも一致するものではなく、医師が医療慣行に従った医療行為を行ったからといって、医療水準に従った注意義務を尽くしたと直ちにいうことはできない」と判示して、過失の有無を判断するにあたっては、前者ではなく、後者が基準となることを明らかにした。

(2) 「医療水準」の具体的内容

- 次に、「医療水準」の具体的な内容について、最高裁は、医師が医薬品を使用するにあたって、医薬品の添付文書（能書）「に記載された使用上の注意事項に従わず、それによって医療事故が発生した場合には、これに従わなかったことにつき特段の合理的理由がない限り、当該医師の過失が推定される」と判示した。これは、原則として添付文書（能書）の記載内容が「医療水準」となる、という考え方である。
- ところで、本件当時、使用された麻酔剤の添付文書（能書）には、麻酔剤注入前に1回と、注入後は、10分ないし15分まで2分間隔で血圧を測定すべき旨が記載されていた。そして、この記載内容を前提に、最高裁は、上記の考え方に立って、担当医師について「能書に記載された注意事項に従わず、2分ごとの血圧測定を行わなかった過失がある」とした。

5 添付文書について

(1) 添付文書の法的な意味

- 添付文書とは、法律上、医薬品または医療機器（医療用器具）に添付することが義務づけられているものである。医薬品または医療機器の有効性および安全性に関する事項その他医薬品または医療機器の適正な使用のために必要な情報等が記載されている（医薬品医療機器等法52条、63条の2参照）。
- 一般には、医薬品に関する添付文書は「能書」、医療機器に関する添付文書は「取扱説明書」とよばれている。
- ただ、本判決によれば、添付文書の記載内容は、法的には、当該

（添付文書の記載事項）
医薬品医療機器等法52条1項 医薬品は、これに添付する文書又はその容器若しくは被包（以下この条において「添付文書等」という。）に、当該医薬品に関する最新の論文その他により得られた知見に基づき、次に掲げる事項……が記載されていなければならない。（略）
一 用法、用量その他使用及び取扱い上の必要な注意
二 （以下略）

（添付文書の記載事項）
医薬品医療機器等法63条の2第1項 医療機器は、これに添付する文書又はその容器若しくは被包（以下この条において「添付文書等」という。）に、当該医療機器に関する最新の論文その他により得られた知見に基づき、次に掲げる事項……が記載されていなければならない。（略）
一 使用方法その他使用及び取扱い上の必要な注意
二 （以下略）

医薬品等を使用する医療従事者が従わなければならない「行為（行動）規範」としての意味を有している。

また、添付文書の記載内容と異なる使用方法等を行った場合、そのことに特段の合理的理由が存在することを医師側が証明しない限り、過失の存在が認定されることになる。

- なお、この判例は医薬品に関するものであるが、上記の通り、添付文書は医療器具（医療用器具）についても存在する。法律上義務づけられている点で、両者には差異はない。

それゆえ、この判例の判示内容は医療機器（医療用器具）の場合にも当然にあてはまる、と考えられる。下級審のものであるが、このことを前提に、医療機器の使用における過失の有無を判断するにあたって添付文書（取扱説明書）の記載内容を基準とした裁判例がある（大阪地判平成16年2月16日判時1866号88頁参照）。

(2) 添付文書をめぐる実務上の問題点

- 近年、医療事故をめぐる社会的な関心の高まりを受けて、そのいわば対抗策として、製薬会社や医療用器具メーカーは、添付文書の内容を改訂し、その記載内容をより詳細にするだけでなく、「禁忌」や「要注意」とされる範囲を拡大する傾向にある。医療機関側に特段の予告のないままにその内容が改訂されることも珍しくない。

- 他方、医師、歯科医師や看護師は、いったんある医薬品や医療用器具の使用方法等に習熟してしまうと、特段の事情でもない限り、当然のことながら同じ使用方法等を反復継続する。また、改めてその添付文書等の記載内容を確認することはしない。

- したがって、医師、歯科医師や看護師がまったく知らない間に、以前は許容されていた使用方法等がいつの間にか「禁忌」とされている事態が、十分に起こりうる。

- 使用している医薬品、器具等について、定期的にその添付文書の記載内容を確認するとともに、その内容と実際の使用方法等を照合する必要がある。これは、医療機関において極めて重要でかつ緊急に対処しなければならない課題である。

〔宗像　雄〕

大阪地判平成16年2月16日　劇症肝炎の治療として行われた血漿交換術に際し、医師が中心静脈カテーテルを右心房に挿入し、カテーテルの先端で右心房底部をついて心膜内壁を穿孔させ、患者に心タンポナーデを合併させて心停止およびこれに伴う低酸素脳症に起因する遷延性意識障害を発生させた場合に、医師に手技上の過失が認められるとして、病院側の損害賠償責任が肯定された事例。

基本事例 2　(B) 説明における注意義務

モデル裁判例　最3小判平成13年11月27日民集55巻6号1154頁

関係者
X：患者（当時43歳・女性）
Y：個人病院（開業医）

事例の概要

平成3年1月28日
Xは、乳がんの専門医であるYの診察を受けた。手術生検等を行い、同年2月14日には、乳がんと診断された。

……同年2月16日
Yは、Xに対し、次のような説明を行った。
入院して、手術を行う必要がある。手術としては、胸筋温存乳房切除術を行う。手術生検を行ったので、なるべく早く手術を行った方がよい、手術を行うのであれば、同月28日が都合がよい、乳房を残す方法も行われているが、現在までに正確には分かっていない、放射線で黒くなったり、再手術が必要となることもある。

……同年2月26日
Xは、Yに対し、手紙を手渡した。この手紙は、同月15日、Xが、新聞で、乳がんの治療法に関して、乳房を可能な限り残す方向へ変わってきたとの紹介記事を読んだことをきっかけに書かれたものである。そして、この手紙には、生命の希求と乳房切除のはざまにあって揺れ動く女性の心情の機微が書きつづられていた。

……同月28日
Yは、予定どおり、Xに対し、胸筋温存乳房切除術を行った。手術自体は成功した。

事例解説

1　はじめに
- 基本事例2は、胸筋温存乳房切除術を受けた患者（X）が、執刀した乳がんの専門医（Y）を被告として、損害賠償を請求した民事事件である（最3小判平成13年11月27日民集55巻6号1154頁参照。民法415条）。

2　当事者の主張
- 患者側は、Xの乳がんはいわゆる乳房温存療法に適しており、X自身も乳房を残す手術を希望していたにもかかわらず、Yは十分説明を行わないまま乳房切除術を実施したとして、Yには説

（債務不履行による損害賠償）
民法415条
→ 総論 I 3

明義務違反がある、と主張した。

3 原審の判断

- これに対し、原審である大阪高等裁判所は、Yは、乳房温存療法についても、現在までに正確には分かっていない、放射線で黒くなったり、再手術が必要となることもある、などの説明を行っていたこと等を理由に、Yには説明義務違反はないとして、Xの請求を棄却した。

これを不服として、Xは上告した。

4 最高裁の判断

(1) 説明義務の意義

- 最高裁判所は、まず、説明義務の意義について、「説明義務における説明は、患者が自らの身に行われようとする療法（術式）につき、その利害得失を理解した上で、当該療法（術式）を受けるか否かについて熟慮し、決断することを助けるために行われるものである」と判示した。

これは、医療機関の説明義務が患者の自己決定権を保障（充足）するためのものであることを、明確に示したものである。

(2) 一般的な説明義務の内容（範囲）

- そのうえで、最高裁は、説明義務の範囲（説明すべき事項）について、次のように判示した。

「医師は、患者の疾患の治療のために手術を実施するに当たっては、診療契約に基づき、特別の事情のない限り、患者に対し、当該疾患の診断（病状と病名）、実施予定の手術の内容、当該手術に付随する危険性、他に選択可能な治療方法があれば、その内容と利害得失、予後などについて説明すべき義務がある」。

- 上記の内容は、これまでの裁判例の内容のいわば「集大成」ともよぶべきものである。

(3) 未確立の治療法についての説明の要否

- 医療水準として確立された療法（術式）が複数存在する場合には、「他に選択可能な治療法」として、その各内容等を説明する必要がある。この点は、明らかである。

- これに対し、本件における乳房切除術と乳房温存療法のように、治療法の中に医療水準として確立されているもののほかにいまだ確立されていないものが含まれている場合どうか。具体的には、未確立の治療法についても説明しなければならないのか、（説明しなければならないとして）どの程度説明する必要があるのか。これは難しい問題である。

- この点に関し、最高裁は、一般論として、次のように判示した。
「一般的にいうならば、実施予定の療法（術式）は医療水準とし

て確立したものであるが、他の療法（術式）が医療水準として未確立のものである場合には、医師は、後者について常に説明義務を負うと解することはできない」。
- しかし、最高裁は次のように判示した。「このような未確立の療法（術式）ではあっても、医師が説明義務を負う場合があることも否定できない。少なくとも、当該療法（術式）が少なからぬ医療機関において実施されており、相当数の実施例があり、これを実施した医師の間で積極的な評価もされているものについては、患者が当該療法（術式）の適応である可能性があり、かつ、患者が当該療法（術式）の自己への適応の有無、実施可能性について強い関心を有していることを医師が知った場合などにおいては、……医師の知っている範囲で、当該療法（術式）の内容、適応可能性やそれを受けた場合の利害得失、当該療法（術式）を実施している医療機関の名称や所在などを説明すべき義務があるというべきである」。
- これは、個別の事情によっては、例外的に説明義務を負う場合が存在することを認めたことにほかならない。

(4) 結論
- 最高裁は、結論として、Xからの手紙を受け取った後においては、Yは、Xに対し、Xの乳がんが乳房温存療法の適応可能性のあることおよび乳房温存療法を実施している医療機関の名称や所在を説明する必要があったとして、原判決を破棄し、事件を大阪高等裁判所に差し戻した。
- なお、差戻後の大阪高裁では、説明義務違反を理由に慰謝料として120万円の支払いが命じられた（大阪高判平成14年9月26日判タ1114号240頁参照）。この内容は、再度の上告審である最高裁でも維持された（最1小判平成15年6月12日判タ1126号101頁参照）。

5 説明義務の内容について
- 判決には、医師、歯科医師ないし医療機関の説明義務の内容、特に未確立の療法（術式）が含まれる場合の説明義務の具体的な内容に関して、極めて重要な内容が含まれている。

(1) 説明すべき事項その1──未確立の治療法
- そもそも、医師、歯科医師ないし医療機関の注意義務の規準は、診療当時の臨床医学の実践における医療水準である。それゆえ、本来、医師、歯科医師は、医療水準として未確立のものを知っている必要すらない。したがって、一般論の部分はむしろ当然のことである。
- ただ、裁判所は、個々の事情によっては、例外的に説明義務を負

うことがあることを認めた。今後に残された問題は、具体的にどのような場合にこの例外的な取扱いが必要とされるか、である。

- この点、本判決で、手紙を受け取った後において、と限定されている点が参考になる。少なくとも、患者側から明示的に希望ないし要望が行われたことが必要であろう。なお、同じく乳房切除術を受けた患者が、医師が乳房温存療法について説明をしなかったために術式選択の機会を奪われた、と主張した事案について、患者が、できる限り乳房温存をしたいと希望しており、医師に対して温存療法について質問をした事実を認定した上で、患者の請求を認容した裁判例がある（京都地判平成9年4月17日判タ965号206頁参照）。

> 京都地判平成9年4月17日
> 乳癌患者に施行された乳房切除術につき、乳房温存療法は手術当時の医療水準に達していなかったものの、乳房温存療法についての説明義務違反が医師にあるとして、慰謝料請求が認められた事例。

(2) 説明すべき事項その2──患者の理解度等

- 上記の通り、医師、歯科医師は、診療契約に基づき、特別の事情のない限り、患者に対し、当該疾患の診断（病状と病名）、実施予定の療法・術式の内容、当該療法・術式に付随する危険性、ほかに選択可能な治療方法があれば、その内容と利害得失、予後などについて説明すべき義務がある。
- ただ、これは、医師、歯科医師が常に個々の患者に対して上記の内容を説明しなければならない、という意味ではない。患者の状態や理解度、当該疾患および療法・術式の内容や患者が既に有している知識などの事情に応じて、医師、歯科医師が実際に説明を要する内容は異なってくる（東京高判平成14年3月19日訟月49巻3号799頁参照）。

> 東京高判平成14年3月19日　医師が、経腟分娩が適当であると判断し、帝王切開を希望する患者らの意向に直ちに従うことなく患者らを説得し、患者らがなおも帝王切開の希望を抱きながらこれに応じたとしても、患者らの自己決定権を侵害したものとは認められないとされた事例。

(3) 説明した内容の正確さ

- 「患者が正しい決定をするためには、説明の内容が正しく、また十分なものであることを要する」ことも、また当然である（前掲東京高判平成14年3月19日参照）。
- それゆえ、医師が上記の各内容をいずれも説明していたとしても、その内容に誤りが存在し、かつ、それによって患者の自己決定権の行使が妨げられたという事情がある場合には、説明義務違反が認められる。

(4) 説明すべき事項その3──説得する場合

- たとえば、医師が、自己の信念と専門的知見に基づき、患者が選択した医療行為とは異なる医療行為を行うべく、患者に対して説得を試みる、という事情がある場合には、当該医師は、当該患者に対して、みずからがよって立つ「信念と専門的知見」の内容、すなわち、自己が当該医療行為を選択した理由についても具体的に説明しなければならない（最1小判平成17年9月8日判タ1192号249頁参照）。

> 最1小判平成17年9月8日
> 帝王切開術による分娩を強く希望していた夫婦に経腟分娩を勧めた医師の説明が同夫婦に対して経腟分娩の場合の危険性を理解した上で経腟分娩を受け入れるか否かについて判断する機会を与えるべき義務を尽くしたものとはいえないとされた事例。

- 専門家である医師、歯科医師が、素人である患者の無知につけ込み、いわば「あしらう」「ごまかす」ことによって、自己の見解を「無理強い」することがあってはならない。このような事態が、患者の自己決定権を侵害することは、いうまでもない。そして、前掲最1小判平成17年9月8日に関しては、本件の判決で判示された医師の説明義務の範囲を「拡大する」ものではなく、本件の判決の判示内容を「補充する」もの、具体的には、個々の具体的な事案に応じて「深化させた」ものである、と理解すべきであろう。

- すなわち、上記のような事情がある場合には、患者は、医師が依って立つ「信念と専門的知見」の内容ないし医師が特定の医療行為を選択した理由に納得した場合にはじめて、説得に応じて自己の意思を変更する。言い換えれば、患者が自己の意思を変更するか否かを決定する上で、医師が依って立つ「信念と専門的知見」の内容ないし医師が特定の医療行為を選択した理由が、極めて重要な意味を有している。それゆえ、患者の自己決定権との関係では、医師が特定の医療行為を選択した理由こそが、むしろ「他に選択可能な治療方法の利害得失」の核心をなしている、と考えるべきなのである。したがって、医師が特定の医療行為を選択した理由を説明しない以上、「他に選択可能な治療方法の利害得失」を説明したとはいえず、医師は説明義務を履行したとはいえない。

(5) 説明すべき事項その4──確立された治療法が複数存在する場合

- 最高裁は、後日、本件の判決の判示内容をさらに補充する内容の判決を行っている。

    すなわち、最2小判平成18年10月27日判タ1225号220頁は、本件の判決内容を引用した上で、さらに「医療水準として確立した療法（術式）が複数存在する場合には、患者がそのいずれを選択するかにつき熟慮の上判断することができるような仕方で、それぞれの療法（術式）の違いや利害得失を分かりやすく説明することが求められると解される」と判示する。

- この判決は、予防的な療法（術式）を実施するにあたっての説明義務の内容が問題となった事案に関するものである。ただ、上記の判示内容は、予防的な療法（術式）を実施する場合に限らず、一般的な説明義務の内容として説示されたものである。

〔宗像 雄〕

最2小判平成18年10月27日 未破裂脳動脈りゅうの存在が確認された患者がコイルそく栓術を受けたところ、術中にコイルがりゅう外に逸脱するなどして脳こうそくが生じ死亡した場合において、担当医師に説明義務違反がないとした原審の判断に違法があるとされた事例。

第 1 章 ……… 治療法の選択

事例 a 対合歯の削合処置に至るまでに要求されるプロセス

モデル裁判例　大阪地判昭和 61 年 2 月 24 日判タ 616 号 132 頁

関係者　X：患者
　　　　　Y：歯科医師

事例の概要

昭和 55 年 8 月 1 日

Xは、3、4年前に入れた左上1番のさし歯の具合が悪くなったので、Yの歯科医師を訪れた。
Yが診察したところ、さし歯の裏側の根の部分が虫歯になっていたので、その部分を削った。

………同月 7 日

Yは、さし歯を土台にして冠を被せることとし、歯冠形成（歯茎の調整）、歯肉形成（歯形を確実にとるため歯茎の表面を形成すること）、圧排（きれいに歯形をとるため歯茎を糸で押し上げること）、印象（歯形をとること）、咬合調整をして、仮歯を入れた。咬合調整の際、Yは、Xに、上下の左1番のかみ合わせがきつい（以下、「咬合緊密」という）と告げた。

………同月 23 日

Yは、仮歯を抜いてジャケットクラウンを試験的に装着し、カーボン紙を噛ませて咬合状態を調べた。Xに咬合の具合を聞きながら、2、3回ジャケットクラウンを抜いて、左下1番と当たるジャケットクラウンの裏側の箇所を削った。しかしなお、Xは、当たると言った。そこで、Yは、左下1番のエナメル質を最大約 0.4 mm 削った。

昭和 56 年夏ごろ

Xは、なお咬合に不具合を感じた。近くの歯科医院に赴き、事情を話して咬合調整を求めた。

……同年 10 月 23 日

Xは、大学附属病院に赴き、事情を話して咬合調整を求めた。

……同年 11 月 14 日

大学附属病院において、可能な限りジャケットクラウンの裏側を削って咬合調整がなされた。Xは、それでもなお十分でないと言った。

事例解説

1 はじめに
- この事例は、モデル裁判例をアレンジして作成したものである。

2 患者側の主張
- 患者（X）は、歯科医師（Y）に対して、慰謝料等として約1000万円の支払いを請求した。
- Xは、次の理由から、Yが行った左下1番のエナメル質を削る処置（以下、「本件対合歯削合」という）は、違法な行為であり（民法709条）、また、Yは最も妥当な治療行為をする義務に違反した（民法415条）と主張した。
- 歯冠補綴の場合、対合歯の形状を前提として適切に印象および補綴を行えば、咬合異常は、本来生じないはずである。その意味で、対合歯削合の必要はない。このため、歯冠補綴の際の対合歯削合は、医学上公認されていないものである。

（不法行為による損害賠償）
民法709条
→ 総論Ⅰ3

（債務不履行による損害賠償）
民法415条
→ 総論Ⅰ3

3 歯科医師側の主張
- Yは、次の①②の理由から、Xの訴える不具合を改善するためには対合歯削合によるほかないと考えて、本件対合歯削合を行ったとして、これを違法と評価することはできず、また、最も妥当な治療をする義務に違反していないと主張した。
  ① これ以上ジャケットクラウンを削ると破損するか、破損しないとしても維持安定を損なうおそれが大きい。
  ② ジャケットクラウンは、現在のものよりも良質なものを作り直すことは困難である。

4 裁判所の判断
- 裁判所は、「対合歯削合は、外傷性咬合の典型的治療方法の一つであって、臨床医学的には、歯冠補綴の際、冠を削つて咬合調整をしても咬合緊密のためかみ合せが不具合な場合、その調整に対合歯のエナメル質を削ることは、やむを得ない処置として一般的に行われていることが認められる」と判断した。要するに、裁判所は、対合歯削合が医学上公認されていないというXの主張を否定した。
- もっとも、裁判所は、咬合調整を目的とする対合歯削合は、「あくまでも他に方法がない、やむを得ない場合にとられるべき手法である」ことを強調した。具体的には、「(1)ジャケットクラウンの作製に瑕疵がなく、(2)右ジャケットクラウン装着後の咬合調整は、先ずジャケットクラウンの削合によつて行ない、(3)しかもなお不十分で、やむを得ない場合に、自然歯である対合歯の削合処置がとられるべきものである」と判断した。

- なお、要件(1)の瑕疵の有無の判断にあたっては、「咬合調整の要否及び程度は、……患者の主観・気質によつてかなり影響されることが認められる」ため、「事柄の性質上、(3)の処置不要というような巧ち性を要求されるものでないことはいうまでもなく、歯科医学上の技術的水準からみて作製し直すべき必要性が認められないことをもつて足りる」と判断した。このように、裁判所は、Xが主張するような、歯冠補綴の際、対合歯を前提に適切な処置が行われれば、本来的に咬合調整は必要ないはずであるという見解には立たないことを明らかにした。
- 裁判所は、次の①②の事情を考慮し、「結局、前記(1)ないし(3)の要件具備のもとにされたというべき」と判断し、本件対合歯削合は、違法でなく、また、Yに義務違反は認められないと判断した。
  ① Xが他の歯科医院や大学附属病院を受診した際、Yが作成したジャケットクラウンの出来ばえについて種々の検査、処置が行われたが、「ジャケットクラウンに対する不良の指摘なく、その取り替えなどは考慮外とされていたこと」
  ② Yが対合歯削合を行った後、さらに大学附属病院において「極限に及ぶジャケットクラウンの削合」[1]が行われたが、結局Xの「不具合感は除去されず、より以上の咬合調整は対合歯の削合によるほかなかつたこと」

1) 裁判所は、次の事情を考慮し、大学附属病院における処置を「極限に及ぶジャケットクラウンの削合」と評価した。
すなわち、Xが求める咬合調整を行った場合、ジャケットクラウンが破損するおそれが大きかった。このため、同病院は、ジャケットクラウンが破損したとしても責任追及しないことをXに約束させたうえで、ジャケットクラウンの削合を行った。Xは、なお十分でないと言ったが、同院は、それ以上の削合は無理であるとして、行わなかった。

⚖ 弁護士の視点

1 治療法の選択における歯科医師の裁量と医療水準の関係

- 医療の提供には、極めて専門的な知識や技能が要求される。患者は、まさにこのような歯科医師の専門的な知識等に基づく判断を求めて受診するのである。したがって、治療法の選択にあたっては、歯科医師の判断に委ねることが患者の利益に適う。それゆえ、歯科医師に治療法の選択に関して広い裁量権が認められる。
- もっとも、歯科医師の裁量権は無限定ではない。具体的には、「診療当時のいわゆる臨床医学の実践における医療水準」(以下、「医療水準」という)に合致しない治療法を選択することは、裁量権を逸脱ないし濫用するものである。つまり、歯科医師の裁量権には、医療水準に基づく限界が存在するのである。医療水準という制限を超えて、これに合致しない治療法を選択した場合には、歯科医師が行った治療は、違法であるとか、診療契約上の義務

医療水準
⇒ 総論Ⅲ3

に違反したという評価を受ける。

2 本件における歯科医師の裁量に対する制限

- 裁判所は、「対合歯削合による咬合調整は、あくまでも他に方法がない、やむを得ない場合にとられるべき手法である」と判断した。つまり、咬合調整を目的とする対合歯削合は、代替可能な方法がなくなった段階で、あくまで最終的な処置としてのみ許容されるということである。このように裁判所が歯科医師の裁量権に限界があると判断したのは、対合歯削合という手法が自然歯を削るという不可逆的な侵襲を伴う治療であること、しかも健康な歯を削合するという意味で侵襲の程度が高い治療であることを考慮したためであると考える。

3 不可逆的または高度の侵襲を伴う治療法を選択する場合の留意事項

- 歯科医療においては、たとえば、抜歯や外科的手術など、不可逆的な侵襲を伴う治療または侵襲の程度が高い治療法が少なくない。モデル裁判例からも明らかな通り、このような不可逆的または高度の侵襲を伴う治療法については、これを最終的な処置と位置づけるかどうかはおくとしても、少なくとも謙抑的に選択することが要請されていることを、歯科医師は肝に銘じるべきである。不可逆的または高度の侵襲を伴う治療法を選択しようとする歯科医師は、私見では、次の①～③の点に留意し、診療を行うべきであると考える。

    ①歯科医師は、不可逆的または高度の侵襲を伴う治療と同様の治療効果が期待できる治療法で、侵襲を伴うとしてもそれが可逆的な侵襲にとどまるもの、または侵襲の程度が低いものがないかを、医療水準に照らして、網羅的に検討する必要がある。

    ② ①のような代替可能な治療法が存在する場合には、まずは代替可能な治療法を選択し、これを行う必要がある。代替可能な治療に着手すればよいというわけでない。適切に、すなわち、医療水準に合致した内容の治療を行う必要がある。

    ③代替可能な治療を行った場合には、その効果を判定し、それでもなお不可逆的または高度の侵襲を伴う治療を行う必要があるかを吟味する必要がある。

4 説明と同意

- なお、モデル裁判例では、患者は、歯科医師が当該患者の承諾なく対合歯削合を行ったことを指摘し、それが違法であるとか、義務に違反すると主張していたので、簡単に触れておく。本件のように、患者が希望する利益（たとえば、咬合調整の改善）を実現

するためには、患者の別の利益（たとえば、健康な自然歯を削合されない利益）を犠牲にせざるをえないという場合がありうる。どちらの利益の実現を優先するかについて、歯科医師が一概に判断できない場合、その判断および決定は、患者の意思に委ねるべきである。

- モデル裁判例では、裁判所は、当該歯科医師が当該患者に対して咬合緊密のためより以上の調整には対合歯削合を要する旨告げたにもかかわらず、当該患者はただ黙って対合歯削合による調整を完了させたという事情から、当該患者は黙示の承諾を与えたと判断した。
- しかし、本来は、歯科医師は、患者に対して、それぞれの治療の内容ならびに利害得失を説明する必要がある。そして、他の利益を犠牲にしてでも治療法を選択することについて、患者の同意を得る必要がある。

🦷 歯科医師の視点

歯冠継続歯（ポストクラウン）
特徴：印象採得が一度ですみ、歯冠の方向を変えられる
適応症・歯冠の唇舌的な厚みが薄い前歯
・歯冠高径の低い前歯、小臼歯
※矢谷博文ほか編『クラウンブリッジ補綴学（第5版）』（医歯薬出版・2014）より参考。

1 治療法の選択（歯冠継続歯（ポストクラウン）を支台にしたことについて）

- 裁判所は、歯科医師Yがジャケットクラウンの装着にあたり、ポストクラウンを支台歯形成しコアして使用したことそれ自体の是非については、言及していない。
- ジャケットクラウンのクリアランスが不十分であったため、患者Xが希望する装着感が実現することが難しかったのではないかと思われる。可能であれば古いポストクラウンを除去し、再び新しいポストクラウンを作成した方が患者の希望する装着感を実現することができたかもしれない。
- もっとも、この事例において、裁判所は、ポストクラウンの厚みやポストの長さなどの検討を行っておらず、以上の記述は、推測にすぎない。ジャケットクラウンの装着にあたって、支台を何にするかという選択それ自体について、検討の余地があると思われるので言及した。

2 事例の経過からみた問題点

(1) テンポラリークラウンの意義

- テンポラリークラウンを入れた際に以下の不具合を訴えたにもかかわらず、そのまま最終補綴物をセットしてしまったことが残念である。
  ・仮歯の咬合調整時、「咬合緊密」を訴えた。

- ・仮歯をセットした4日後に取れて再装着した。
  などである。
- 患者さん自身が、形態や咬合状態に問題を感じ、それを訴えている場合は、テンポラリークラウンの修正などを行い、その症状の改善がみられたのち、それを参考として最終補綴に移行すべきである。

(2) 抽象的な表現を具体化する
- まず最初に、「数年前に入れた左上1番のさし歯の具合が悪くなったので、Y方を訪れた」との一文を考察する。
- 「具合が悪い」というのは、実際どのような症状だったのだろうか？ 表現があいまいで具体性に欠ける。問診などで、患者さんの訴えを聞き出すときに、そのまま患者さんの言葉を使って共感することはとても大切である。一方、専門家として、その表現を、具体的に分かりやすい言葉に「置き換える」こともまた大切である。
- 「さし歯の具合が悪い」と訴えられたとき、どのように具合が悪いのか、たとえば、
  - ・レジンが変色して見た目が悪い
  - ・時々鈍痛のようなものを感じる
  - ・強く当たって咬みにくい
  - ・ざらざらして舌感が悪い
  - ・隙間があいていて物が挟まる（その場合、隣接面なのか舌側なのか、指さしや舌で触るなどして具体的な部位も特定する）
- これらは、いずれも「具合が悪い」といえるが、どれもまったく異なる事項である。ここを追求せず、口腔内所見でカリエスがあった、レントゲン診査にて根尖病巣が認められた、と処置をすぐに行うことはトラブルを招く。患者さんが訴える症状と、客観的な診断が一致してはじめて処置を行うべきである。
- また、「以前のさし歯を土台にして冠を被せることとした」とあるが、これは、対合歯との咬合が緊密であったため元の歯が歯冠継続歯（ポストクラウン）で治療されたと推測できる。
- よって、仮歯の時点でクリアランスがとれず咬合緊密を訴えられた時点で、土台をもっと削るか、それができない場合、対合歯を削ることを提案し、患者さんが拒否すればそれ以上治療を推し進めるべきではない。

(3) 原因をさらに掘り下げて考える
- そもそも、なぜその部位が、繰り返し咬合調整を行っているにもかかわらず「高い」と感じるのであろうか。
- TCHや、ブラキシズム等により歯根膜が過敏になっていたのか

TCH
Tooth Contacting Habit の略
本来何もしていない時は上下の歯は接触しておらず（下顎安静位）、咀嚼、嚥下、会話の際に瞬間的に接触するのみである。1日約17.5分ほどである。
しかし、無意識のうちに上下の歯を持続的に接触させていることで、筋の緊張・疲労を生じさせ、歯根膜や顎関節に負担をかけることがある。この癖をTCHという。
※木野孔司「顎関節症の増悪因子としての歯列接触癖」日本歯科医師会雑誌60巻1号(2008)。

もしれない。その場合は生活習慣の中に原因があるため、患者さん自身に気づきを得てもらい原因を取り除くことで症状の改善が認められるはずである[2]。

2) → 事例f参照。

- また、自院で対応が難しい症例は大学病院（この事例ならば補綴科）などの専門医療機関専門機関を紹介すべきである。患者さんに対し真摯に向き合い、これまでの経緯、現在訴えている症状等を記載した紹介状を渡して、専門医療機関に紹介すれば訴訟まで発展することはなかったであろう。

3 医療水準と説明義務について

- 裁判では、主に「対合歯削合が医療水準に適ったものであるかどうか」が主な争点であった。しかし、たとえ医療水準を満たす治療法であったとしても、必ずプラス面（メリット）とマイナス面（デメリット）の両面を持つことを忘れてはならない。
- **弁護士の視点 4 説明と同意**の頁にあるように、必ず、治療内容、利害損失を説明した上で患者に同意を得る必要がある。具体的に口腔内カメラやミラーを使用して部位を示し、治療内容や必要性、利害損失等を説明し、担当歯科医師と患者のコミュニケーションの上で、相互の確実な理解と合意がなされて初めて行うべきである。
- 残念ながら、医療とは正しく行ってもさまざまな要因のため、結果がついてこないことが時としてある。このような十分な説明の上、患者自身が理解した上で選択したのであれば、治療結果についての責任は歯科医師側にも患者側にもあるといえるのである。
- その際、後々トラブルに発展した時に「説明した」「聞いていない」と論争にならないよう、確実にカルテに記載することや、治療内容や治療後の注意事項等を記載した用紙や冊子を手渡すことがとても大切である[3]。

3) はなだ歯科での治療内容、治療後の注意事項の説明の用紙をいくつか紹介する。
→ 資料1〜4

🔍 事例のポイント

◎歯冠補綴の際、咬合調整のために対合歯削合を行うことに関する歯科医師の裁量には、「あくまでも他に方法がない、やむを得ない場合にとられるべき手法である」という限界がある、と裁判所は判断した。

◎他の不可逆的または高度の侵襲を伴う治療法を選択する場合にも、歯科医師の裁量権には限界が存在する。このような治療法の選択においても、本件事例が参考になると考える。

今日からのルーティンワーク

□テンポラリークラウンの時点で患者さん問題を訴えている場合は、修正等で症状の改善がみられた後、それを参考として最終補綴に移行する。
□患者さんが訴える症状と、専門家の診断が一致してはじめて処置を行う。客観的診断がつかないものはあいまいなまま処置を進めず、必要に応じて専門機関を紹介する。
□やむをえず咬合調整で対合歯の削合が必要となった場合は、患者さんに手鏡等で部位を確認し、きちんと理解、同意が得られた後に行う。

〔松田育子・谷口なお子〕

資料1

☐ 様　**今日は歯の神経を取りました**

1. 次のような理由で神経をとりました

　　a．虫歯が大きくて神経まで達していたため
　　b．歯がしみて食事ができなかったため
　　c．歯ぐきの治療をしてかぶせるため
　　d．歯を削ると神経が出てしまうため

2. 神経を取る治療について

ファイルという針のような器具を
歯の根の先まで入れて神経をとります。

取り残しがないように術中にX線写真で
きちんと根の先まで入っているか確かめます。

奥歯は根が3本あり、治療に約1時間かかりますので
大変お疲れになったと思います。

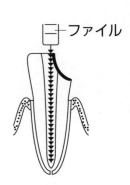
ファイル

3. 神経を取った後のご注意

30分間（詰めたセメントが固まるまで）食事をしないでください。

麻酔がきれた後、痛みが出ることがあります。
そのときは、痛み止めを飲んでください。

咬んだり、物があたったりすると痛むことがありますが、
徐々におさまります。心配なさらないでください。

―院長のコメント―

はなだ歯科クリニック

資料 2

☐ 様　**今日は神経の管に薬をつめました**

神経を取ったり、根の治療をした後は、もともと神経が入っていた管が空洞になっています。その中に薬をつめます。

薬は生体に害のないゴムのようなものです。

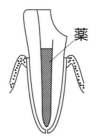

治療後、X線写真できちんと根の先まで入っているか確かめます。

治療後のご注意

1. 神経の治療はこれで終わりですが、人工の歯が入るまで2～4回かかります。

2. 神経のない歯は痛みを感じず、しかもむし歯になりやすいので、治療を途中で中断すると悲惨な状態になりかねません。
   必ず続けて通院してください。
   もし、続けて通院できない場合はご相談ください。

院長のコメント

はなだ歯科クリニック

資料3

| 様 | **今日はかぶせ物をつけました** |

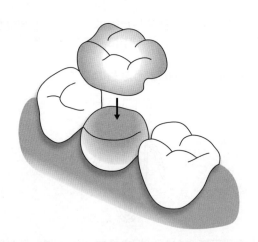

治療後のご注意

1. かぶせ物をつけた後、初めは圧迫感などを感じることもありますが、徐々に感じなくなりますので、心配なさらないでください。
   また、1週間経っても咬み合わせに違和感を感じるようでしたら調整を致します。
   咬んで痛みを感じるようでしたら、ご連絡の上、早めに来院してください。

2. かぶせ物が入っても虫歯になることはあります。
   神経を治療した歯は虫歯がかなり大きくなり、かぶせ物が外れて気づくことがほとんどです。
   そのときには抜歯になるケースもあります。
   虫歯になっても、自分ではわかりません。
   歯科医院での定期的なチェックを受けることをお薦めします。

院長のコメント

はなだ歯科クリニック

資料4

| | 様　今日は詰め物をつけました |

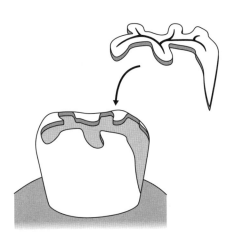

治療後のご注意

1. 初めは圧迫感などを感じることもありますが、徐々に感じなくなりますので心配なさらないでください。
   また、1週間経っても咬み合わせに違和感を感じるようでしたら調整が必要です。
   ご連絡の上、来院してください。

2. 詰め物が入った後はしみることがあります。
   虫歯を削った刺激によるものです。
   しみなくなるまでの期間もそれぞれの歯により、または人によってまちまちです。
   1～2週間でおさまるものから半年から1年位かかるものまで色々です。
   日に日にひどくなるのでなければ、熱いもの、冷たいものは出来るだけ避けてあまり神経質にならず、気長におさまるのを待ってみてください。
   半年以上経ってもしみるのがとまらず、やむを得ず神経をとらなければならない場合もあるので、症状に応じて主治医と相談してください。

はなだ歯科クリニック

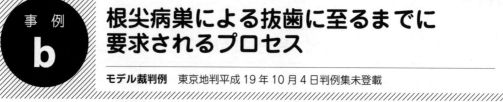

事例 b 根尖病巣による抜歯に至るまでに要求されるプロセス

モデル裁判例 東京地判平成19年10月4日判例集未登載

関係者　X：患者
　　　　　Y：歯科医師（Xの治療を担当した勤務医）

事例の概要

平成14年8月9日

Xは、Yの診察を受け、右下6番の歯（以下、「本件歯」という）に被せてあったアンレーのレジンへの詰め替えを求めた。Xは、診療申込書に、「これまでに歯を抜いた経験はなく、この機会に悪いところは全部治したい」と記載した。
問診やパノラマレントゲン撮影、本件歯のデンタルレントゲン撮影、触診、視診等を行い、判明した本件歯の状況は、以下の通りであった。
①自発痛、咬合痛はない。
②他院での歯髄切断によって歯冠部の歯髄が除去されていた。遠心根、近心頬側根および近心舌側根のいずれも根管充填はされていない。遠心根の歯髄は生活しているが、近心頬側根には、根尖病巣がある。近心舌側根は、近心頬側根と重なって撮影されたため、根尖病巣の有無を確認できない。
③打診痛はなく、付近の歯肉の腫脹は見られない。
④無麻酔で本件歯のアンレーの一部および軟化象牙質（細菌に感染して軟らかくなってしまった象牙質）の一部を切削した。歯髄に生活反応は認められない。
Yが本件歯について根管治療が必要である旨を告げると、Xは、同治療を希望した。

……同年8月15日

(1) 根管治療の開始
Yは、再度パノラマレントゲン撮影を行って本件歯の近心根の根尖病巣を確認した。遠心根の歯髄が生活している可能性があったため、本件歯の歯冠部のアンレーおよびその下の裏装セメントを除去した。髄床底の根分岐部付近まで及んでいた軟化象牙質を除去した。

(2) 根管口の探索
Yは、#10リーマー（10番のサイズのリーマー。極めて細い部類）で根管口を探索した。遠心根の開口部（歯根の入口部）を見つけることができたが、近心根については頬側舌側の2根ともに開口部を見つけることができなかった。
そして、近心根の根管口の探索ができないと判断した。
さらに、Yは、無理に#10リーマーを挿入しようとすると穿孔を生じる危険があることと近心根が弯曲していたことを考え合わせ、近心根は根管治療の適応がないと判断した。
本件歯科医院には実体顕微鏡は備えられておらず、実体顕微鏡を用いた根管口の

探索は行われなかった。
　(3)　本件抜歯行為
　　　Yは、本件歯の遠心根と近心根を分割した上で、遠心根は保存し、近心根は抜歯するヘミセクション（分割抜歯）とよばれる処置を試みた（以下、「本件抜歯行為」という）。
　　　Yは、Xに対し、ヘミセクションについて説明しなかった。
　(4)　本件抜歯行為後の本件歯の状況
　　　本件抜歯行為により、Xは本件歯の歯冠部をほぼ喪失し、歯茎が深く割れ、歯根には切れ込みが残った。ただし、歯根は、近心根、遠心根とも除去されなかった。
平成16年8月13日
　　　Xは、他院において、本件歯の歯根を完全に除去した。
平成17年5月14日から8月13日
　　　Xは、本件歯の欠損部の補綴のため、他院でインプラントを装着し、メンテナンスのため通院した。

事例解説

1　はじめに
- この事例は、モデル裁判例をアレンジして作成したものである。

2　患者側の主張
- 患者（X）は、歯科医師側（Yおよび本件歯科医院の開設者）に対し、診療費相当額および慰謝料等の約930万円の支払を求めた。Xの主張は、以下の通りである。
- Yが、Xの「同意を得ないまま」本件歯を破壊した行為は違法であるから、Yおよび本件歯科医院の開設者は、連帯して、Xに生じた損害を賠償する責任を負う（民法415条、709条、715条）。

3　歯科医師側の主張
- Xの主張に対するYらの反論は、次の通りである。
「本件歯は保存不可能であった」から、「本件抜歯行為は相当な行為であり、違法な行為ではない」。
- Yらが挙げた「本件歯は保存不可能であった」ことの根拠は次の①②である。
　①近心頬側根の根尖には病巣があったにもかかわらず、根管治療をすることはできない状態であった。
　②3度のう蝕症であった。
- Yらが「近心根に根管治療をすることはできない状態であった」とした理由は次の(i)～(iii)である。
　(i)本件歯の近心根は、頬側舌側の2根ともに開口部がふさがっ

（債務不履行による損害賠償）
民法415条
　→ 総論I3

（不法行為による損害賠償）
民法709条
　→ 総論I3

（使用者等の責任）
民法715条1項　ある事業のために他人を使用する者は、被用者がその事業の執行について第三者に加えた損害を賠償する責任を負う。ただし、使用者が被用者の選任及びその事業の監督について相当の注意をしたとき、又は相当の注意をしても損害が生ずべきであったときは、この限りでない。

ていたため、Yが8月15日にリーマーで近心根の根管口の探索を試みた際、その探索が困難であった。

(ii) 無理にリーマーを挿入しようとすると本件歯に穿孔を生じる危険があった。

(iii) 本件歯の近心根は頬側舌側の2根ともに弯曲していた。

4 裁判所の判断

- 裁判所は、一般的に、歯科医師が抜歯を行う際に留意すべき事項として、次の(1)(2)の通り判示した。

  (1) 抜歯の最終的な医療処置性

  「抜歯は、歯に加えられる最終的な医療処置であり、可能な限り避けるべきものである」。それゆえ、う蝕症等の治療にあたる歯科医師としては、原則として、「当該歯の抜歯以外の方法で治療目的を達成するための手段を尽くすべき義務を負」う。ただし、「治療の対象となっている歯が根管治療の禁忌症に該当する場合」は例外である。

  (2) 説明義務

  「抜歯を行うことがやむを得ない場合であっても、抜歯を行う必要性について患者に対し十分な説明を行う義務を負」う。

- そして、裁判所は、Yらが「本件歯の抜歯を回避するための手段を尽くさず」、かつ、Xに対して「抜歯の必要性を説明せずに、本件歯の抜歯を行った」ことを理由に、Yらに対し、本件抜歯行為によってXに生じた損害(合計164万1967円)の賠償を命じた。

⚖️ 弁護士の視点

1 裁判所の判断の枠組み

- モデル裁判例の判決(以下、「本判決」という)によれば、「う蝕症等の治療に当たる歯科医師」は、①「当該歯の抜歯以外の方法で治療目的を達成するための手段を尽くすべき義務」を負うとともに、②「抜歯を行うことがやむを得ない場合であっても、抜歯を行う必要性について患者に対し十分な説明を行う義務」を負う。

- なお、上記①の義務は、あくまでも根管治療を行うことが可能であることを前提としている。それゆえ、「治療の対象となっている歯が根管治療の禁忌症に該当する場合」には、歯科医師は当該義務を負わない。

- 上記①の義務の内容について、う蝕症等の治療にあたる歯科医師が、"治療の対象となっている歯が根管治療の禁忌症に該当す

説明義務
→ 総論Ⅴ

る場合以外は抜歯してはならない"とするものと理解することは、誤りである。あくまでも、「当該歯の抜歯以外の方法で治療目的を達成するための手段を尽くしたかどうか」が問題となるにとどまる。
- なお、裁判所は、Yが「抜歯以外の方法で本件歯の治療を行うための手段を尽くした」とはいえないとの結論を導くにあたって、以下㈎〜㈐の事情を考慮した。
- ㈎本件歯については、近心根の根管が2つに分かれているために根管口がもともと細く、#10 リーマーによる探索によっても本件歯の近心根の根管口が不明瞭であったこと、残った歯質が薄いために無理に #10 リーマーを挿入しようとすると本件歯に穿孔を生じる危険があったこと、近心根が弯曲していたことなどの事情から、「根管治療が困難であった」。
- ㈏他方、「実体顕微鏡を使用すれば、従来見落とされていた根管や石灰変性により閉塞した根管を発見することは不可能ではなく」、根管口の探索ができれば狭窄根管や弯曲根管であっても、ファイリング操作の方法により、根管の拡大・形成を図ることが可能な場合があると考えられているものの、「本件抜歯行為に先立ち、実体顕微鏡を用いた根管口の探索は試みられていない」。
- ㈐本件歯の近心頬側根には根尖病巣が存在していたが、今日では、当該根尖病巣よりも大きな根尖病巣が根管治療により除去される例が珍しくない。
- ㈑根尖病巣を除去するには、根管治療に限らず、歯根端切除術という外科的方法もある。

2　抜歯と治療目的

- ここで紹介した裁判所の判断は、あくまでも本件の事例を前提にした判断にとどまる。その内容を、安易に一般化することは適当ではない。
- 本判決によれば、「う蝕症等の治療に当たる歯科医師」は、原則として、治療の対象となっている歯について「抜歯以外の方法で治療目的を達成するための手段を尽くすべき義務」を負う。ただ、この判示は、あくまでも「う蝕症等の治療」を目的としている場合を前提としている。それゆえ、「治療目的」が異なれば、その「当該歯の抜歯以外の方法で治療目的を達成するための手段」として考慮される事情も変わるのは、むしろ当然である。たとえば、特定の歯について、う蝕症等の治療という観点からみれば当該歯を直ちに抜歯する必要がないケースでも、口腔内環境の全体的な改善という観点からみれば当該歯を抜歯すること

ファイリング操作
器具を根管壁に接触させ、ヤスリのように上下運動させる操作。

歯根端切除術
判決文では「切開排膿」という表現が用いられている。

- も社会的に相当と考えられるケースは、十分にありうる。
- ただし、「治療目的」の設定は、基本的には、診療に従事する歯科医師と患者とが協議を行った上、究極的には患者がみずからの意思で決定すべき事項である。それゆえ、歯科医師には、「治療目的」をどのようなものとするか（具体的には、「う蝕症等の治療」とするかあるいは「口腔内環境の全体的な改善」とするか等）の前提を含めて、「抜歯を行う必要性について患者に対し十分な説明を行う」ことが要求される。

3　写真の重要性および限界

- 本件で、Ｙらは、根管治療を完遂することが困難であったとの事実を裏付けるための証拠として、「デンタルサイズのＸ線写真によれば、本件歯の根管は狭窄しており、この根管を拡大して根管治療を完遂するのは不可能に近い」との記載がある社団法人東京都歯科医師会の医事担当理事が作成した意見書を提出した。
- しかし、当該意見書は、裁判所によって、その「記載から直ちに本件歯について根管治療を完遂することが不可能であったと認めることはできない」と評価された。その理由は、簡単にいえば、後日意見書を作成する時点では診療当時の患部の正確な情報を得ることが困難である場合があり、当該意見書は「正確な情報」に基づいて作成されたものとは必ずしもいえない、ということにあった。
- 治療の過程で患部の状態が人為的に変更されることは、少なくない。歯科医師は、治療過程の写真を撮影するなどして、当時患部の状態がどのようなものであったかを後日証明することができるよう、「証拠化」を図らなければならない。このことは、多くの歯科医師が心掛けていることであろう。
- ただ、このような方法による「証拠化」にも限界がある。たとえば、撮影された写真の解像度の低さから歯や骨と神経の３次元的な位置関係などの正確な情報を得ることが困難な場合もある。本件でも、「術前のＸ線写真は二次元像であり、特に本件歯のような複根歯ではＸ線写真による根管の明確な確認は困難で、正確な情報を得るためには、Ｘ線写真から得られる情報を参考に直視で十分に確認する必要がある」が、理事は本件歯の根管を直視していないため、正確な情報を得ることができなかった、と判断された。
- 結局のところ、訴訟になった場合に最も重要となるのは、"実際に診療に従事した歯科医師が「正確な情報」を得ていたことを、みずからの口で説明することができる"ということなのである。歯科医師には、①どのような判断材料・方法から、②どのような

検討を経て専門的判断を下したのかを、みずからの言葉で十分に説明する必要があり、かつ、社会的にもそのことが期待されているのである。

歯科医師の視点

1 事例の経過からみた問題点

- 「当該歯の抜歯以外の方法で治療目的を達成するための手段を尽くしたかどうか」が問題となり、裁判では根管治療が可能であるかどうかの論議に終始している。しかし、この事例の第一の問題点は患者の了承もなくいきなり抜歯を行おうとした点であると筆者は考える。患者にとってはまったく痛みなどなく、時々しみる程度の症状はあるものの普通に食事もとれていた歯を気づいたら説明もなく抜こうとされていたわけなのでショックも大きかっただろう。どんな状態の歯であっても、抜歯をするかしないかは患者側に決める権利があり歯科医師側が勝手に決めるべきではない。万が一抜歯の必要性を考えたなら、患者にきちんと説明をし了承を得る必要がある。このようなインフォームド・コンセントをせずに治療を進めると本事例のようにトラブルになりかねない。

- そもそも歯科医師側の抜歯の基準と患者側の抜歯の基準は一致しないことがよくある。歯科医師側が、もうこの歯は視診、触診、レントゲン所見上残すのは難しく抜歯の基準に達していると感じるときも、患者側は、痛くもないしまだ噛めますと主張することもあるのだ。そのような双方の意見の不一致がある場合むりに治療を進めるのは非常に危険である。

- 今回の事例においても、この歯が残せるかどうか、まだ使えるかどうかの歯科医師側と患者側での認識の違いが大きかった。歯科医師は抜歯の必要性を感じた時点で一度立ち止まり、この歯の今の状態や予後について患者としっかり話し合い、どうするのがその患者さんにとってベストであるのかを一緒に考えるべきである。症状もなく30年も過ごしていたのなら、患者は抜歯が必要だと思わないのは当然である。担当歯科医がヘミセクション[1]を試みたが抜歯できなかったことから、この歯根の骨植はしっかりしていたのだろう。だとすれば、抜歯は必要なかったのかもしれない。もしこの歯根の予後が悪いと歯科医側が判断したとしても、患者の希望によっては抜歯せずに保存することも考えなければならない。その場合、予後不良の歯を保存するリ

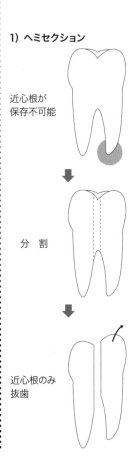

1) ヘミセクション

近心根が
保存不可能

分　割

近心根のみ
抜歯

スクを患者にしっかりと説明しておくことが大切である。今後の経過により何か症状が出た時の再治療の必要性や、外科的処置が必要になるかもしれない旨を伝え、患者に了承を得ていればトラブルも防げる。このような説明を行った上で段階的にステップを踏んでいれば、患者側も心の準備ができており抜歯になったとしても受け入れる体制ができるものである。本事例では、患者側がまったく抜歯を受け入れる体制になっていないのに抜歯を進めてしまったことが問題である。

2　最先端治療について

- Y医院には実体顕微鏡が備えられておらず実体顕微鏡を用いた根管口の探索はなされていなかった。実体顕微鏡を用いていたなら、裸眼では確認が難しい根管口が確認できた可能性を裁判では示唆されている。しかし、日本の一般開業医で実体顕微鏡が置いてあるのはわずか2～3％の医院に限られる。一般歯科で実体顕微鏡を使った治療が普及していない理由としては、機器が高価なこと、使いこなすための知識と技術を身につけるのに鍛錬が必要なこと、それらの教育の場が充実していないことなどが挙げられる。
- 一般歯科において実体顕微鏡を使用しての治療を求めるのも現在の日本の医療においてはまだ難しい。しかし、裁判で実体顕微鏡による診査、治療について議論されていることを考えると、根管治療が困難なケースは、患者さんの希望を聞き、実体顕微鏡のある医療機関に紹介することも考える時代になったといえる。

🔍 事例のポイント

◎**事例解説**では引用していないが、この事例の患者は、「自分の歯を一生使うという目標を立て、1日に5回以上歯磨きをする習慣を続け、子供のころに歯科医院でう蝕の治療を受けて以来、Y医院に受診するまでの約30年間、歯科医院で治療を受けたことがなく、歯を失ったこともなかった」ということである。歯科医師にとっては日常的な治療行為としての抜歯であるとしても、患者にとっては一大事であり、紛争に発展する火種を多分に孕むものである。事前の十分な説明が必要である。

◎本判決は、う蝕の治療目的での抜歯の基準に関する裁判例の1つとして参考になると思われるため紹介する。

今日からのルーティンワーク

□抜歯が必要かどうかの見解は患者と歯科医師では大きく異なっていることが多いので、しっかりとインフォームド・コンセントを行う必要がある。
□歯科医師側が治療方針を勝手に決めるのではなく、患者の意見を聞き、一緒に考える。最終決定権は患者側にあることを忘れてはならない。
□実体顕微鏡による治療について裁判で議論されているので、実体顕微鏡を持たない歯科医院は必要に応じて、患者の希望を聞き、実体顕微鏡のある施設へ紹介することも考える時代になったといえる。

〔丸山智恵・伊地知慧〕

第2章 投 薬

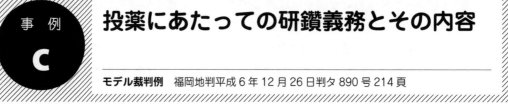

事例 C

投薬にあたっての研鑽義務とその内容

モデル裁判例 福岡地判平成6年12月26日判タ890号214頁

関係者 X：患者（男性）
Y：Xの治療を担当した歯科医師

事例の概要

1 事実経過

平成2年3月23日
午後2時半ごろ
Xは、虫歯治療のために本件歯科医院を受診した。
その際、医院に備え置かれてあった福岡県歯科医師会が作成した予診録に以下のように記入した。

> 「あなたの体質は」 ：「特異体質　ぜんそく」に丸印をつけた。
> 「使えない薬は」 ：「ピリン系薬剤」に各々丸印をつけた。
> 「今までにかかった病気は」：「ぜんそく」とみずから記入した。

予診録を見たYは、Xに対して喘息の状態を問診した。Xは、問診時、「自分には喘息の持病があり、ピリン系の薬剤で喘息の発作が起こる」旨答えた。
Yは、診察の結果、左上8番を抜歯することが相当と診断し、抜歯治療に先立ち、局部麻酔注射をするとともに、化膿止めのためにケフレックス（抗生物質）を、また麻酔が切れたときに痛みが少なくなるようにするためにロキソニン（鎮痛抗炎症剤）をそれぞれ投与した。
午後3時半ごろ
Xは、帰宅後、喘息の発作を起こし始め、しばらくして意識を失い、転倒した。
Xの妻から電話を受けたYは、呼吸器科の専門医師にX方への往診を依頼した。
午後4時50分ごろ
医師がX方へ到着した時、Xはうつ伏せで倒れており、顔色はチアノーゼ状態で心臓は停止していた。
そこで、医師は、Xに対して心臓マッサージなどを行ったが、心臓は鼓動しなかった。

午後5時半ごろ
Xが死亡した。
Xの死体検案書には、直接死因は窒息死、その原因は喘息による発作と記載されている。

2 当時のロキソニンの添付文書（使用説明書）の記載とXの既往症

ロキソニンの添付文書（使用説明書）には、使用上の注意として、アスピリン喘息またはその既往歴のある患者には禁忌、気管支喘息のある患者には慎重投与との記載があり、Xには喘息の既往症があった。

事例解説

1 はじめに
- この事例は、モデル裁判例をアレンジして作成したものである。

2 患者側の主張
- この事例で、患者（X）の相続人である妻は、歯科医師（Y）がXに実施した抜歯治療に際して行ったロキソニン（鎮痛抗炎症剤）などの投与によりXが死亡するに至ったとして、Yに対して不法行為に基づく損害賠償金として合計2550万円（慰謝料として2400万円＋葬儀費および墓碑建立費150万円）の支払いを求めた（民法709条）。
- 患者側が主張した、Yの「注意義務」違反の主な具体的内容は次の通りである。
  ①Yは、Xに喘息の既往症があることを知った時点で、Xの喘息がアスピリン喘息ではないかとの疑いを持って、アスピリン喘息患者であるXに禁忌とされているロキソニンの投与を回避すべき注意義務を有していた。
  ②しかし、Yは、Xがアスピリン喘息であるかどうかについて何ら疑わず、漫然とロキソニンを投与したためにXにアスピリン喘息発作を惹起させ、その結果、Xを死亡するに至らせた。

3 歯科医師側の主張
- Xの主張に対して、Yは、そもそもXはアスピリン喘息に罹患していた事実はない、と反論した。

4 裁判所の判断
- 裁判所は、Xが、抜歯治療当時、アスピリン喘息に罹患していたことを前提として、次の通り認定した。「Yは、喘息にはアスピリン喘息があることを本件事故当時知らなかったがために、予

（不法行為による損害賠償）
民法709条
➡ 総論I3

診録及び問診によりXには喘息の既往歴があることを知っていたにもかかわらず、アスピリン喘息又はその既往歴のある患者に対する使用は禁忌であるロキソニンを鎮痛・抗炎症剤としてXに投与した結果、Xを死亡するに至らせた」。
- また、裁判所は、その業務の特殊性からして、歯科医師を含む医師は、次の①～③の各義務を負うと判示した。
  ①「予め当該薬剤に関する知識を当時の最先端に及ぶ範囲のものまで、薬剤に添付されている使用説明書にとどまらず他の医学文献等あらゆる手段を駆使して修得しておかなければならないといういわゆる研鑽義務」。
  ②「現実に薬剤を投与するにあたっては、右研鑽により修得した知識に基づき、患者が当該薬剤の投与が禁忌とされている者に該当するか否かに関する事項を患者等から詳細に聞き出さなければならないという問診義務」。
  ③「問診で得られた患者の病状などの問診結果やその他の各種検査から得られた検査結果から患者にとって当該薬剤が禁忌でないことを確定的に判断できない以上は右薬剤を投与してはならないという投与における注意義務」。
- そのうえで、裁判所は、Yが上記①～③の各義務に違反したと判示し、YにXの被った損害の賠償を命じた。なお、Yの賠償すべき損害とされたのは、本件では、慰謝料1800万円および葬儀費・墓碑建立費の一部120万円の合計1920万円である。

⚖ 弁護士の視点

1 添付文書と医薬品使用における過失の関係

(1) 注意義務の基準

- 診療契約は、医療行為を行うことを目的とする準委任契約（民法656条、643条）であり、「善良な管理者の注意」をもって、委任事務を処理する義務を負う（民法644条）。そして、診療契約における「善良な管理者の注意」義務違反の有無の判断基準は「診療当時のいわゆる臨床医学の実践における医療水準」である。

(2) 添付文書と医療水準の関係

- 医薬品は、これに添付する文書またはその容器もしくは被包に、用法、用量その他使用および取扱上の必要な注意などを記載しなければならないとされている（医薬品医療機器等法52条）。医薬品の使用に関する医療水準の内容をめぐっては、当該医薬品の添付文書の記載内容が問題となることが多い。

(委任)
民法643条
→ 総論Ⅲ1

(準委任)
民法656条
→ 総論Ⅲ1

(受任者の注意義務)
民法644条
→ 総論Ⅲ1

(添付文書等の記載事項)
医薬品医療機器等法52条1項
→ 基本事例1

- 医薬品の添付文書の記載内容と医療水準との関係に関しては、次のように判示した判例（最 3 小判平成 8 年 1 月 23 日民集 50 巻 1 号 1 頁）がある。この判例は、一般に「能書判決」とよばれており、現在でもなお指標とされているものである。
「医薬品の添付文書（能書）の記載事項は、当該医薬品の危険性（副作用等）につき最も高度な情報を有している製造業者又は輸入販売業者が、投与を受ける患者の安全を確保するために、これを使用する医師等に対して必要な情報を提供する目的で記載するものであるから、医師が医薬品を使用するに当たって右文書に記載された使用上の注意事項に従わず、それによって医療事故が発生した場合には、これに従わなかったことにつき特段の合理的理由がない限り、当該医師の過失が推定される」。

最 3 小判平成 8 年 1 月 23 日
→ 基本事例 1

(3) 最新の添付文書確認の重要性
- 医学は日々進歩する。むしろ、そうでなければならない。医学の進歩に伴い、医薬品に対する評価も変わりうる。
また、1 人として同じ人間はいない。加えて、病名は同じでも、病状は千差万別である。それゆえ、投与を受ける患者の身体状況、病状によっては、あえて添付文書に記載された使用上の注意とは異なった取扱いをすることに合理的な理由がある場合もある。
- そうであっても、医薬品を使用する歯科医師が添付文書の内容を顧みなくてよいということは決してない。添付文書の記載内容が、歯科医師および患者にとって極めて重要なものであることは、当然である。
- 医薬品を使用する場合、歯科医師は、最新の添付文書の記載内容を確認しなければならない。最新の添付文書の記載内容を確認することは、歯科医師が医学的な判断を下す際に必ず通らなければならない、いわば「第一関門」なのである。このことは肝に銘じなければならない。

2 医療慣行と医療水準

- 本件において、アスピリン喘息に関する知識が Y 医院の所在する福岡市内の開業歯科医師の間では一般的に定着するに至っていたとはいえないなどの事情が認定されている。しかし、裁判所は、「歯科医師であっても、アスピリン喘息に関する知識を修得することは容易であったと認めざるをえないばかりでなく、前記医師の業務の特殊性及び薬剤が人体に与える副作用等の危険性に鑑みれば、……研鑽義務を何ら軽減するものではない」とした。
- なお、医師の「善良な管理者の注意」義務の基準となる「診療当

時のいわゆる臨床医学の実践における医療水準」は、全国一律に絶対的な基準として考えるべきものでなく、診療にあたった当該医師の専門分野、所属する診療機関の性格、その所在する地域の医療環境の特性等の諸般の事情を考慮して決せられるべきものである（最2小判平成7年6月9日民集49巻6号1499頁参照）。もっとも、医療水準は、医師の注意義務の基準（規範）となるものであるから、平均的医師が現に行っている医療慣行とは必ずしも一致するものではなく、医師が医療慣行に従った医療行為を行ったからといって、医療水準に従った注意義務を尽くしたと直ちにいうことはできないとする最高裁判決がある（前掲最3小判平成8年1月23日参照）。

3 参考になる裁判例

- アスピリン喘息患者に対する解熱鎮痛剤の投与をめぐる裁判例としては、松山地裁今治支判平成3年2月5日判タ752号212頁や広島高判平成4年3月26日判タ786号221頁等がある。この2つの裁判例は歯科医師の責任が問われた事例ではないが、参考になる。

> **最2小判平成7年6月9日** 昭和49年12月に出生した未熟児が未熟児網膜症にり患した場合につきその診療にあたった医療機関に当時の医療水準を前提とした注意義務違反があるとはいえないとした原審の判断に違法があるとして、原判決を破棄し、高等裁判所に差し戻された事例

> **松山地裁今治支判平成3年2月5日** 医師がアスピリン喘息患者にバファリンを投与し、その後、患者が死亡した事案。問診義務違反を肯定した。

> **広島高判平成4年3月26日** 医師がアスピリン喘息患者にボルタレンを投与し、その後、患者が死亡した事案。問診義務違反は否定したが他の注意義務違反を認めた。

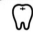 歯科医師の視点

1 事例の経過からみた問題

- 本件はアスピリン喘息の患者の抜歯の際に痛み止めとしてロキソニンを処方し患者が喘息の発作を起こし死亡した事例である。
- 患者Xは予診票の時点で自分は喘息であり、使えない薬に「ピリン系薬剤」があることを申し出ている。また歯科医師Yが喘息の状態を問診した際に口頭でも喘息の持病がありピリン系の薬剤で喘息の発作が起こる旨を伝えている。ここで注意しなければならないことは、「ピリンアレルギー」と「アスピリン喘息」はまったく別の副作用であるということだ。「ピリンアレルギー」のピリンというのは「アスピリン」とはまったくの別物である。そもそも「ピリン系」とは代表的な解熱鎮痛薬（NSAIDs）のうちピラゾロン骨格をもつ薬のことで、NSAIDsの一部にすぎない。「ロキソニン」をはじめとする解熱鎮痛剤（NSAIDs）もほとんどはピリン系に該当しない。そのためピリンアレルギーの人もロキソニンは服用可能である。
- つまり、患者Xがピリンアレルギーのみの既往であれば、歯科医師Yがロキソニンを処方することは問題なかったのである。しかし、患者Xの持病である喘息がアスピリン喘息である可能

> **ピリンアレルギー** 前述の通りNSAIDsの中でもピラゾロン骨格を有する薬剤でおこるアレルギーである。

> **アスピリン喘息** NSAIDs全般で起こるアレルギー反応である。もちろんここにはロキソニン、ボルタレンなど歯科治療においてよく用いられている鎮痛剤が該当する。

性を歯科医師Yは考えていなかった。近年の歯科医師国家試験でもアスピリン喘息の患者にNSAIDsが投与禁忌なのは必須問題である。事件当初どこまでこの知識が一般的であったかは定かではないが、歯科医師の責務として自分が扱っている薬の特徴は知っておくべきであっただろう。

- また、このような薬剤アレルギー体質の患者には事前に医師に今現在の喘息の状態や、投与可能な薬剤について対診をとるなどの注意があってもよかっただろう。今現在ほとんどの歯科医院が独立開業をしており、病院や薬局との連携がまだまだとれていないのが現状である。
- 歯科医院はその手軽さから院内処方も多くあるが、やはりこのような持病のある患者などに対しては院外処方を行い薬剤師との2重チェックを行うと、より安全で事故が起こるリスクは減らせるであろう。最近では、お薬手帳の携帯も増え、お薬を飲んでいる患者さんの多くがお薬手帳を持参してきてくれる。それにより今現在どういった薬を飲んでいるのか、これから出そうとしている薬との飲み合わせはどうなのかの確認が容易にできるようになった。お薬手帳を忘れてしまった患者さんには持ってきてもらってからしか薬を出さないぐらいの慎重さがあってもいいのかもしれない。

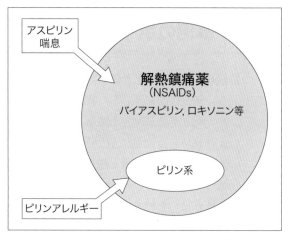

※ウェブページ「お薬Q&A〜Fizz Drug Information〜」より改変。

2 第一選択する薬剤について

- 歯科治療においてロキソニン、フロベン、ボルタレンといったNSAIDsを一般的によく使用する。これらの薬は痛み止めとして非常に優れた効果を発揮するが、やはり副作用のリスクも高いため、第一選択として扱うのは考えた方がよいのかもしれない。
- 痛みの出そうな度合いにもよるが、まずは副作用の少ないカロナール（アセトアミノフェン）などのより安全性の高い薬から出して、それでも効かなければもう少し強めの痛み止めを出すなどの段階を踏むのもよいだろう。また、患者自身が普段から服用している市販の鎮痛剤で十分な場合は歯科医院側で処方しなくてもよい場合もあるだろう。

🔍 事例のポイント

◎薬剤の投与は、患者側の要因とあいまって最悪の結果、患者の死を引き起こすこともある。歯科医師には、その業務の特殊性から、専門家として高度な注意義務が課されており、たとえ初来院した患者であっても、現実に薬剤を投与するにあたっては、「研鑽により修得した知識に基づき、患者が当該薬剤の投与が禁忌とされている者に該当するか否かに関する事項を患者等から詳細に聞き出さなければならないという問診義務」を負っている。

◎予診録は、そのような問診を補助する機能を有するが、歯科医師が「当時、アスピリン喘息の概念、ロキソニンがアスピリン喘息を惹起すること及びロキソニンをアスピリン喘息又はその既往歴のある患者に投与してはいけないことについては全く知らなかった」本事例のように、前提となる薬剤に関する知識がなければ、せっかく用意した予診録も形だけのものになってしまう。

◎本判決は、薬剤の投与に関し、研鑽義務を前提とした問診義務違反を認めた一事例として参考になると思われるため、紹介する。

今日からのルーティンワーク

☐ 予診票でアレルギーなどの有無について必ず確認する。

☐ 処方する薬の作用と副作用、飲み合わせ禁忌、投与禁忌の正しい知識をもつ。

☐ 持病をもつ患者に投薬などを行うときには慎重に行う。必要に応じて医師、薬剤師との連携をとる。

☐ 喘息をもつ患者の場合、アスピリン喘息の可能性を示唆し、NSAIDs の使用は避ける。

☐ やみくもに作用の強い NSAIDs などを使用せず、痛みの度合いによってアセトアミノフェンなどの作用の弱い薬を選択する。

〔丸山智恵・伊地知慧〕

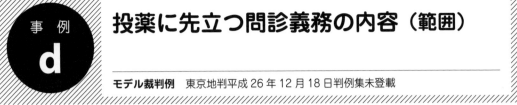

事例 d 投薬に先立つ問診義務の内容（範囲）

モデル裁判例 東京地判平成 26 年 12 月 18 日判例集未登載

関係者　X：患者（昭和 22 年生まれ・女性）
　　　　　Y：本件診療所に勤務する、X の治療を担当した歯科医師

事例の概要

1　事実経過

X は 50 代で喘息を発症した。

平成 19 年 11 月 12 日

X は、ある医療機関を受診した際、問診票の「薬で副作用を起こしたことがありますか」という質問に対して「いいえ」と回答した。

平成 21 年 8 月 4 日

X は、本件診療所を受診し、予診表に以下のように記載した。

「あてはまるものはありますか」	「心臓病、肝臓病、腎臓病、糖尿病、妊娠中、高血圧、精神的病気、アレルギー傾向、ない」の欄のいずれにも丸印をつけず
「現在病院にかかっていますか」	平成 19 年 11 月 12 日に受診した医療機関の名前を記入
「現在お薬を飲んでいますか」	「はい」の欄に丸印
「合わないお薬はありますか」	「いいえ」の欄に丸印
「今まで麻酔注射をして異常がありましたか」	「いいえ」の欄に丸印

Y は、診察の結果、まずは抗生剤で右上 7 番の炎症を抑えることとし、日医工株式会社製造・販売のペニシリン系抗生物質であるペングッド錠 250 mg（以下、「ペングッド」という）を 3 日分院内処方した。

……同年 8 月 25 日から平成 22 年 5 月 25 日

本件診療所で治療を受け、いったん診療が終わった。

……同年 9 月 27 日

X は、ある内科医院を受診した際、アンケートで、「今まで薬で、何か副作用を、起こしたことがありますか」という質問に対して「いいえ」と回答した。
同内科での診療録には薬物アレルギー（−）と記載された。

平成 23 年 4 月 25 日

本件診療所を受診し、予診表に以下のように記載した。

「あてはまるものはありますか」	:「心臓病、肝臓病、腎臓病、糖尿病、妊娠中、高血圧、精神的病気、アレルギー傾向、ない」の欄のいずれにも丸印をつけず
「現在病院にかかっていますか」	:平成21年9月27日に受診した内科医院の名称を記入
「現在お薬を飲んでいますか」	:「ぜん息の薬」と記入
「合わないお薬はありますか」	:「いいえ」、「はい」のいずれにも丸印を記入せず
「今まで麻酔注射をして異常がありましたか」	:同上

 Yは、診察の結果、まず右下6番の炎症を抑えることとし、ペングッドを3日分院内処方した。

……同年5月9日から6月15日
 本件診療所で治療を受けた。

……同年6月29日
 Yは、Xに対し、消炎した上で次回右下6番を抜歯する旨説明し、同年7月2日から服用するものとして、ペングッドを3日分院内処方した。

……同年7月2日午前7時40分ごろ
 自宅で意識を消失し、救急搬送され、集中治療室に入院した。

平成24年1月16日
 身体障害者等級表1級に該当するとして身体障害者手帳の交付を受けた。

2 ペングッドの添付文書上の「使用上の注意」

当時、ペングッドの添付文書の「使用上の注意」欄には次のような記載があった。

> a 慎重投与（次の患者には慎重に投与すること）
> （略）
> 本人又は両親、兄弟に気管支喘息、発疹、蕁麻疹等のアレルギー反応を起こしやすい体質を有する患者
> （略）
> b 重要な基本的注意
> ショックがあらわれるおそれがあるので、十分な問診を行うこと
> c 重大な副作用
> ショック、アナフィラキシー様症状（0.1％未満）
> （略）

事例解説

1 はじめに
- この事例は、モデル裁判例をアレンジして作成したものである。

2 患者側の主張
- 患者側（Xとその夫）は、歯科医師側（Yおよび本件診療所を経営する歯科医師）の注意義務違反（過失）によって、Xがペングッドを服用してアナフィラキシーショックを起こし、高次脳機能障害の後遺障害が残ったなどと主張して、Yらに対し、不法行為に基づき、損害賠償金（合計1億6000万円超）の支払いを求めた（民法709条、715条）。
- Xらが主張した、注意義務違反の内容は、次の①②である。
  ①問診義務違反（担当医Yについて）
  ②処方医のほかに薬剤師や他の歯科医師が薬剤の処方について確認する「二重のチェック」を行う義務の違反（本件診療所を経営する歯科医師について）

3 歯科医師側の主張
- Xらの主張に対するYらの主な反論は、次の①②である。
  ①Yは問診義務を尽くしている。
  ②「二重のチェック」を行う医薬分業体制が歯科医院の医療水準になっていたということはできず、過失はない。

4 裁判所の判断
(1) 問診義務違反の否定
- 裁判所は、問診義務違反の点（争点①）につき、以下の理由等によって担当医の問診義務違反を否定した。
「歯科医師は、患者に対してペニシリン系抗生物質を処方するに当たっては、当該患者のアレルギー疾患歴及び薬物に対する反応性、特に同種ないし類似の薬剤による反応の既往の有無について聴取すべき義務を負っている」。
- もっとも、本件では、仮に薬物アレルギーの有無等について口頭で問診しなかったとしても、担当医は、最終診察日の時点で、従前の予診表の記載や診療経過（以前処方したペングッドを服用して異常が生じた旨を訴えていないこと等）から、患者には「ペニシリン系抗生物質あるいはこれに類似する薬剤を含め、薬剤に関するアレルギー歴がないと合理的に判断される状況にあった」。
- したがって、Yが予診表による問診に加えてさらに「口頭での問診を行うべき義務を負っていたと認めることはできない」。

(2) 「二重のチェック」を行う義務違反の否定
- 裁判所は、「二重のチェック」を行う義務違反の点（争点②）につ

（不法行為による損害賠償）
民法709条
→ 総論I3

（使用者等の責任）
民法715条
→ 事例b　事例解説

いても、以下の理由から過失を否定した。
「本件診療所のような歯科診療所において『二重のチェック』を行う体制をとることが医療水準であったと認めることはできない」。

⚖ 弁護士の視点

1 医薬品の使用に際しての問診義務の程度

- 医師に問診義務があることについては、一般論として認められている（最3小判昭和60年4月9日集民144号433頁参照）。
- ただし、医薬品の使用に際して問診をどの程度実施すべき義務があったかという問診義務の具体的な内容については、①当該医薬品の副作用の内容・危険性、②問診によって前提事実を患者から聞き取りすることができる可能性、③診療当時の医療水準に照らし、確実に情報を収集できる方法がほかにどの程度あるか等によって異なってくる。
- 本件で、患者側は、以下の事実が存在することを前提に、口頭での問診による前提事実の聞き取りの容易性を主張していた。
患者が、平成15年4月7日に薬を飲んだ際に発作を起こし死にそうになり病院に搬送されたという、アナフィラキシーショックが強く疑われるような既往を有しており、担当医が患者に対して適切な問診を行っていれば、その事実を容易に聞き出すことが可能であった。
- しかし、裁判所は、患者自身が薬物アレルギーを有しているとの認識があったとは認め難いとの理由でこの主張を排斥した。

2 医薬品の使用に際しての問診の方法

(1) 患者側の主張
- 本件で、患者側は、担当医は、ペングッドを処方する際、口頭でも既往歴等の問診をすべきであった旨主張した。

(2) 歯科医師側の主張
- 歯科医師側は、以下の通り、口頭での問診を実施した旨主張した（ただし、診療録にこれを裏付ける記載はない）。
平成21年8月4日および平成23年4月25日には、担当医が患者に対して薬剤のアレルギーがないことを口頭で確認し、同年6月29日にも、担当医が患者に対して以前と同じ抗生剤を処方する旨を伝えたが、患者から格別異議は出なかった。

(3) 裁判所の判断
- 裁判所は、この点について、担当医が患者に対して薬物アレル

> **最3小判昭和60年4月9日** 歯科医師に関するものではないが、チトクロームCの注射により患者にショック症状が発現したことにつき、医師に問診義務違反の過失を認めた事例。

ギーの有無等について口頭で問診しなかったとしても、平成23年6月29日の診察の時点で、担当医においてさらに患者に対して「口頭での問診を行うべき義務を負っていたと認めることはできない」との判断を示した。裁判所は、その理由を、以下の通り判示した。

「歯科医師において、それまでの診療過程における口頭又は書面による問診の結果や診療経過などから当該患者のアレルギー疾患歴及び薬物に対する反応性の有無等に関する情報が得られていると合理的に判断される状況にあれば、必ずしも口頭で問診しなければならないわけではなく、また、処方の都度問診することまで必要とされるものではない」。

(4) 本判決をふまえた注意点

- 本判決は、「それまでの診療過程における口頭又は書面による問診の結果や診療経過などから当該患者のアレルギー疾患歴及び薬物に対する反応性の有無等に関する情報が得られていると合理的に判断される状況」にあることをいわば「条件」として、「必ずしも口頭で問診しなければならないわけではな」いとの判断を示したにすぎない。この意味で、限定的な内容にとどまるものである。以前の診療時に書面で問診した場合には常に口頭での問診は不要であるなどと誤解してはならない。

- 口頭での問診は重要である。ただ、やはり、日々多数の患者の診療に従事している歯科医師にとって、診療の際の個々の患者との口頭でのやり取りについて、その内容をカルテに記載することは、極めて煩雑である。本件では、歯科医師側は、口頭で問診したと主張したが、その事実を裏付ける記載がカルテにはなかった。このことは、ある意味やむをえないことといえよう。

- そうであれば、あらかじめ口頭で説明・問診するべき事項を十分に記載した書面を作成しておき、当該書面を使って問診を実施する、患者には当該書面に必要な事項を記載して提出してもらう、という業務フローを確立しておくことが適切であろう。患者から提出を受けた書面をカルテに貼付ないし記録しておけば、患者とのやり取りの内容を別にカルテに記載する手間を省くことができるし、カルテに記載し忘れたという事態を防止することもできる。かかる書面は、口頭での問診を補助するだけでなく、口頭での問診を「記録化」する手段としても役立つのである。

- この方法を活かすためには、書面の内容の充実や業務フローの徹底が大切である。「合わないお薬はありますか」といった抽象的な記載よりも、特定の医薬品の使用にあたっての注意事項を

記載した上で、当該医薬品に対する反応性の有無等を問う欄を設けた書面を用意しておけば、説明義務を果たしたことの記録にもなる。また、本件で、Xは、平成23年4月25日、予診表の「合わないお薬はありますか」の欄では、「いいえ」「はい」のいずれにも丸印を記入していなかった。このような場合は必ずどちらかに印をつけてもらうよう業務フローを徹底しなければ、せっかく用意した書面が無駄になってしまう。

- 一部の歯科医師は、充実した説明書面・問診票を活用する方法を導入している。いまだ導入していない歯科医師においても、積極的にその導入を検討されたい。

3 医薬品副作用被害救済制度

- 本件で、患者は、身体障害者手帳の交付を受けた平成24年に、医薬品副作用被害救済制度に基づく医療費および医療手当の支給決定通知ならびに同制度に基づく障害年金の支給決定通知を受けた。これら通知は、「医薬品の副作用による疾病の名称」を「アナフィラキシー（様）ショック及びそれに続発した低酸素脳症」、「副作用の原因と考えられる又は推定される医薬品」を「ペングッド」とするものであった。

- 医薬品副作用被害救済制度とは、独立行政法人医薬品医療機器総合機構法（平成14年法律第192号）に基づくもので、病院・診療所で処方された医薬品、薬局などで購入した医薬品、または再生医療等製品（医薬品等）を"適正に使用したにもかかわらず"発生した副作用による入院治療が必要な程度の疾病や日常生活が著しく制限される程度の障害などの健康被害について救済給付を行う制度である。

- つまり、同制度は、医薬品等の"適正な使用"を前提とする被害救済制度であり、たとえば、ある医薬品の添付文書上原則禁忌とされている患者に当該医薬品が処方されて被害が発生した場合、同制度による救済の対象とはならない。

- 医薬品による健康被害を受けたとする者が、同制度に基づき、独立行政法人医薬品医療機器総合機構（以下、「PMDA」という）に対して給付請求をした場合、PMDAが厚生労働大臣に判定の申出をし、厚生労働大臣は薬事・食品衛生審議会に諮問をする。

- 裁判所が同制度に基づく判定に拘束されることはないが、本件において、同制度に基づき医療費、医療手当および障害年金の支給決定がなされたということは、PMDAおよび薬事・食品衛生審議会は本件におけるペングッドの処方は「適正」と判断したことを意味する。

（機構の目的）
独立行政法人医薬品医療機器総合機構法3条 独立行政法人医薬品医療機器総合機構……は、許可医薬品等の副作用又は許可生物由来製品等を介した感染等による健康被害の迅速な救済を図り、並びに医薬品等の品質、有効性及び安全性の向上に資する審査等の業務を行い、もって国民保健の向上に資することを目的とする。

歯科医師の視点

1 経過からの問題点

- 本件は歯科治療に際しペニシリン系抗生物質であるペングッドを服用後アナフィラキシーショックが起こった事例である。本件においてXは歯科治療を受ける際2回に分けてペングッドを処方されており、その2回とも特にアレルギーを起こすなどの問題はなかったが3回目の処方時にアナフィラキシーショックを起こしている。アレルギー反応は、何の前触れもなく突然起こることがあり、今まで飲んでいた薬だから大丈夫だとは限らない。これは歯科医師にとって大きな教訓となる。今回Xが平成23年4月25日に来院した際、問診票の記入でアレルギーの有無や合わない薬があるかについての有無のいずれにも○の記入がなかった。歯科医師側は予診票の記入のチェックをしっかりと行うべきである。予診票の記入に不備があれば、問診して確認すべきである。問診で話を掘り下げることでアレルギーなどの新たな情報を得られることも少なくない。また患者側も予診票に正しく記入する義務があることを強く意識すべきである。

- 日常心掛けていることとして、予診票にどんな情報が書かれているかのチェックと口頭でのアレルギーの有無などの確認をするようにしている。自分の身を守るためにも予診票のアレルギーの項目はしっかりチェックしておきたい所である。

- Xは気管支喘息を有していたことは予診票から分かるので、抗菌薬の投与は慎重投与を行うべき対象である。「慎重投与」は、あくまで「慎重投与」であって「禁忌」ではないため、アナフィラキシーショックを防げたかは分からないが、1回目のペングリッドの処方から容量を減らすなどの慎重投与をすべきであったかもしれない。

2 医師、薬剤師との連携

- 歯科医院は一般的に開業医がその大部分を占めており、薬も院内処方を行っている所が多い。その理由として扱う薬の少なさ（主に痛み止めと抗生剤）と院内で薬を出し終える手軽さにあるだろう。しかし、本件のように気管支喘息を有している患者などにおいては、やはり院外処方にして薬剤師との2重チェックを行ったほうがより安全性を高めることができるだろう。有病者に対する歯科治療や投薬を行う際には、特に慎重に現在の主治医などと密に連絡をとりあい、安全性を確認したうえで処置を行うべきであろう。

アナフィラキシーショック
全身に起こる急性アレルギー反応で、急激に血圧が下がり、呼吸困難を起こし時には死に至る重篤な副作用である。

慎重投与 非常に曖昧な言葉であるが投薬における「慎重」とは、患者の症状、患者の原疾患、合併症、体質、併用薬剤、既往歴、家族歴等からみて他の患者よりも副作用が発現するリスクが高いため、投与の可否判断、用法・用量の決定等、特に注意が必要な場合、臨床検査の実施や患者に対する細かな観察が必要であることを意味している。「慎重投与」は、あくまで「慎重投与」であって「禁忌」ではない。患者の状態を把握し投与の可否を判断し用法容量を決定する。

🔍 事例のポイント

◎先に紹介した**事例c**は、添付文書上、「禁忌」の対象である患者に薬剤を投与してしまった事例であった。本件は、添付文書上「慎重投与」の対象である患者に薬剤を投与した結果、患者に身体障害者等級表1級に該当する障害が残ってしまった事例である。

◎さまざまな事情によって、歯科医師が負う具体的な「問診義務」の内容は異なってくる。薬剤の投与時における「問診義務」の具体的な内容が争われた事例として、参考になると思われるため、紹介した。

今日からのルーティンワーク

☐患者が予診票の記入をしていない場合は必ず問診で確認をする。
☐問診の時点で過去の薬剤アレルギーの有無や、麻酔によって気分が悪くなったことはないかを必ず確認する。
☐気管支喘息などアレルギーを疑わせる疾患をもつ患者には慎重投与を心掛ける。
☐対診や院外処方で医師、薬剤師との連携を図る。

〔丸山智恵・伊地知慧〕

第 3 章　　補　綴

事例 e　ブリッジの設計・製作・装着ならびに装着後の注意義務

モデル裁判例　東京地判昭和 58 年 8 月 22 日判時 1134 号 104 頁

関係者　X：患者（大正 2 年生まれ・主婦）
Y：開業歯科医師

事例の概要

1　治療概要

- X は、Y に対し、以下(1)(2)を含む診療を委任した。
  (1) 欠損している右上 6 番・7 番の補綴
  (2) 損傷または老朽化した既存のブリッジ（架工義歯）の補修ないし取替
- Y による治療行為前、X には咬合状態について格別異常が認められなかった。
- Y は、X に対し、以下(1)(2)の治療を施した。
  (1) 欠損している右上 6 番・7 番の補綴として
  　　右上 8 番～右上 5 番間のブリッジ（以下、「ブリッジ A」という）を製作・装着
  (2) 損傷または老朽化した既存のブリッジの取替
  　① 右下 8 番～右下 4 番間の既存のブリッジの取替
  　　・右下 8 番～右下 4 番間の既存のブリッジを除去
  　　・右下 8 番～右下 2 番間のブリッジ（以下、「ブリッジ B1」という）を製作・装着
  　　・ブリッジ B1 を除去
  　　・同部分のブリッジ（以下、「ブリッジ B2」という）を再製作・装着
  　② 右上 1 番～左上 4 番間の既存のブリッジの取替
  　　・右上 1 番～左上 4 番間の既存のブリッジを除去
  　　・右上 4 番～左上 7 番間のブリッジ（以下、「ブリッジ C」という）を製作・装着

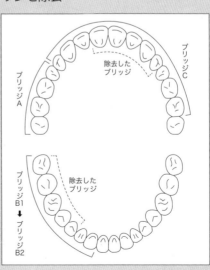

2　治療経過

昭和50年10月28日
　右下8番～右下4番間の従前のブリッジを除去した。
……同年11月5日
　右上1番～左上4番間の従前のブリッジを除去した。
　右上4番～左上5番間に仮義歯を装着した。
……同年11月10日
　ブリッジAの印象を採得した。
……同年11月29日
　右上8番～右上5番間に仮義歯を装着した。
……同年12月3日
　ブリッジAを装着した。
……同年12月6日
　ブリッジB1の印象を採得した。
　右上4番～左上5番間の仮義歯を再製作の上、装着した。
……同年12月23日
　ブリッジB1を装着した。
……同年12月26日
　ブリッジB1の調整をした。
　右上4番～左上5番間の仮義歯を再度製作の上、装着した。
……同年12月ごろから
　Xは、ブリッジA・B1を装着したころから、下顎運動の障害、咬合不全、舌部の圧迫感および仰臥位における呼吸困難感を自覚し、かつ、舌部および内頬部をしばしば噛んでこれらの部位に咬傷を生じるようになった。
　Xは、以上の症状等についてはこれを自覚する都度、その咬合状態についてもYに訴えた。
昭和51年1月8日
　ブリッジCの印象を採得した。
……同年2月16日
　ブリッジCを製作の上、装着した。
……同年2月19日
　ブリッジB1を除去した。
　ブリッジB2の印象を採得した上、同部分に仮義歯を装着した。
……同年3月2日
　ブリッジB2を装着した。
……同年夏ごろから
　Xは以下の症状に悩み、これらの苦痛と仰臥位における息苦しさとによって不眠症に罹患し、家事労働の意欲が減退し、ことに前傾姿勢を余儀なくされ、著しく苦痛を訴えていた。

「咀嚼筋群および顎関節の疼痛、口腔内の慢性的炎症による苦痛および顎関節の雑音、舌部の圧迫感、口腔内の出血、粘膜剥離による不快感」。

昭和 52 年 11 月 16 日から昭和 54 年 6 月 16 日
大学病院の補綴科で通院治療を受けた。

昭和 55 年夏ごろ
Xの諸症状および苦痛は軽快した。

昭和 58 年
発音がやや不明瞭で、咀嚼筋群等の疼痛および舌部の圧迫感等の症状はなお残遺している。

事例解説

1 はじめに
- この事例は、モデル裁判例を参考にしてアレンジしたものである。

2 患者側の主張
- 患者（X）は、ブリッジB1を装着したころから諸症状が生じ、昭和51年3月ころからの症状の悪化に伴って、精神が不安定となり、不眠症に悩むようになったと訴えた。
- Xは、歯科医師Yに対し、主位的に債務不履行ないし不法行為に基づき損害賠償金600万円等の支払いを求めた（民法415条、709条）。Xは、Yには次の①②の過失が存すると主張した。
  ①ブリッジ製作・装着上の過失
  ②ブリッジ装着後の過失（ブリッジの調整、補修等の改善措置を講じなかった過失）

（債務不履行による損害賠償）
民法 415 条
　→ 総論Ⅰ3

（不法行為による損害賠償）
民法 709 条
　→ 総論Ⅰ3

3 歯科医師側の主張
- Xの主張に対するYの主な反論は、次の通りである。
  ・X主張の症状等は他の原因によって発生した。
  ・Yは、一般開業歯科医師が治療上行うべき義務を履行していた。
  ・Xが治療途中に何の予告もなく通院を中止してX自身が事後調整の機会を失わせた。

4 裁判所の判断
- 裁判所は、Yによる治療行為とXの症状との因果関係について、以下(1)(2)記載の事実を認定した。
  (1)本件治療行為前には、咬合状態に格別異常がなかったXが本件治療後には右上8番と右下8番とが、「下顎運動時に接触し運動に干渉して障害を来たし、またその咬合位置に前後方向

の偏位を生じ、これらによって咀嚼筋群及び顎関節の疼痛、咬合不全等の咀嚼系機能障害を惹起した」ものであって、これら障害等は、Yによる本件治療行為に起因すること。

(2)「一般に、臼歯部の被蓋は、頬を外側に押し広げ、舌をその内側に押し込むとの機能をなすところから、被蓋の過少は内頬部及び舌部をかみやすいとの事態を招き、臼歯咬頭の平担も右各部位をかむ原因となり、また直線的歯列は、舌房の狭小に通じ、舌部の咬噛、舌圧迫をきたし、さらに、臼歯内側根部の切れ込みをきつく設定すると、その端末の鋭利な部分が舌と接触して舌の粘膜を損傷しやすく、なお口腔内粘膜の慢性的炎症は、該粘膜への物理的刺激の継続によって発生するものとされるところ、Yによる本件治療行為に起因してXの舌部及び内頬部に多数の咬傷を生じ、右咬傷及び臼歯内側根部の切れ込み部分への舌の接触による舌部及び内頬部各粘膜へ物理的刺激として継続的に作用し、これによって舌部、内頬部及びその周辺の粘膜に慢性的炎症を生じ、同時に、狭小な舌房内で、舌が前記物理的刺激を回避すべく奥方へ後退する結果、舌部が気道を閉塞して呼吸困難感を覚えるに至ったこと」。

- そして、裁判所は、①ブリッジ製作・装着上の過失につき、次の理由から、Yの過失を否定した。
 Yによる各ブリッジの製作・装着は、「いずれも開業歯科医師が通常行う範囲内の技術程度」であり、「診療上及び業務上の注意義務に欠けるところはない」。
- また、裁判所は、②ブリッジ装着後の過失につき、次の一般論を述べた上で、Yの過失を肯定した。
 およそブリッジを製作・装着した「開業歯科医師としては」、ブリッジの形状が、「咬合状態及び口腔内の状態ひいては咀嚼機能、発音、発語機能等についても重大な影響を及ぼすことに想到し、装着後相当の期間、安定度、固定度等の静的装着状態のほか咬合状態及び口腔内における舌部の動静、下顎運動への影響等の有無及び程度について継続的に観察し、時に機器を用いて精査し、不適合との診断に達しまたは障害、口腔内各部の損傷、炎症等を発見したとき」は、直ちに右ブリッジの「形状を調整、補修し、右損傷、炎症等の治療をもなすべき診療上及び業務上の注意義務を負担する」。
- モデル裁判例では、慰謝料として相当な額である150万円から3割の過失相殺をした105万円についてYが責任を負うこととされた。

弁護士の視点

1 ブリッジの製作・装着上の過失

(1) ブリッジの製作・装着にあたっての注意義務
- 本判決は、ブリッジの製作・装着上の過失の有無を検討するに際し、次のような一般論を述べた。
 およそ歯科医師たる者は、患者の依頼に応じてブリッジを製作・装着するにあたっては、ブリッジの形状が、「歯形、歯列、口蓋、頬部、顔貌の組成、印象についてはもとより、咬合状態からの咀嚼機能、舌部、内頬部等の口腔内の状態からの発音、発語機能等についても重大な影響を及ぼすもので、その形状が患者に適合しないときは、咬合不全による咀嚼系機能障害、舌部及び内頬部における咬傷、ひいてはこれらに起因する慢性的炎症等の傷害を惹起するものであるから、これらの障害及び傷害を防避すべき診療上及び業務上の注意義務を負担する」。

(2) 一応注意義務を尽くしたと評価される場合
- ただし、障害および傷害が生じてしまった場合に常に注意義務違反が認められるとする趣旨ではない。本判決は、引き続いて、以下の通り判示した。
 「咬合状態は、その余の歯牙、歯列及び顎部等の構造並びに患者個人の嗜癖とも相関し」、ブリッジの咬合状態等に及ぼす影響は、「きわめて個性的、かつ、微妙であるうえに、装置後の使用によって、他の歯牙、舌部等の性状に順応し、またはこれらを順応せしめ、もって適当な口腔状態を形成、保持することを期待しうるものであることも明らかであるから、開業歯科医師としては、患者の従前の歯牙・義歯の形状及び咬合状態に格別異常を認めない限り、その形状と状態を参考として、開業歯科医師の有する通常の設備、歯科医学的技量をもって、通常の方法に従って」ブリッジを製作・装着すれば、「一応前記注意義務を尽したものというべき」である。
- 本判決が、上記判示において、「開業歯科医師の有する通常の設備、歯科医学的技量」、「通常の方法」との表現を用いたのは、医療水準に関する次の一般的理解を前提とするものである。
- 歯科医師を含む医師の注意義務の基準とされている「医療水準」に適った治療行為であるかどうかを決するについては、「当該医療機関の性格、所在地域の医療環境の特性等の諸般の事情を考慮すべきであり、右の事情を捨象して、すべての医療機関について診療契約に基づき要求される医療水準を一律に解するのは相

当でない」（最2小判平成7年6月9日民集49巻6号1499頁参照）。
- 「患者の従前の歯牙・義歯の形状と咬合状態を参考として、開業歯科医師の有する通常の設備、歯科医学的技量をもって、通常の方法に従ってブリッジを製作・装着」したかどうかが訴訟で問題になった場合、ブリッジの製作における設定その他の判断の理由を具体的に説明する必要がある。歯科医師は、この点について、カルテに記載するなどして記録に残しておくことが望ましい。

(3) 本件における具体的判断
- 本判決は、Yによる各ブリッジの設定について、次の①～⑤の事実を認定し、いずれも「開業歯科医師が通常行う範囲内の技術程度」であると判断した。
  ① ブリッジA・B2の各ブリッジのスピーカーブを強く、かつ、右上8番、右下7番・8番を高く設定したことについては、歯列を参考にした従前のブリッジのスピーカーブも強く設定されていたこと
  ② ブリッジCのオーバーバイトおよびオーバージェットを強く設定したことについては、オーバーバイトについては従前の同部位のブリッジと同様に設定し、オーバージェットに関してはXの希望と審美的見地からやや強く設定したこと
  ③ 各ブリッジの臼歯部の咬頭を平坦に、かつ、被蓋を小さく設定したのは従前どおりに再現したものであること
  ④ ブリッジAの臼歯内側根部に切れ込みを設定したのはブリッジの自浄作用を高めるためであること
  ⑤ ブリッジB2の歯列を直線的に設定したのは強度保持のためであること

2　ブリッジ装着後の過失

- 本判決によれば、ブリッジを製作・装着した開業歯科医師は、「装着後相当の期間、安定度、固定度等の静的装着状態のほか咬合状態及び口腔内における舌部の動静、下顎運動への影響等の有無及び程度について継続的に観察し、時に機器を用いて精査し、不適合との診断に達しまたは障害、口腔内各部の損傷、炎症等を発見したとき」は、直ちに右ブリッジの「形状を調整、補修し、右損傷、炎症等の治療をもなすべき診療上及び業務上の注意義務を負担する」。
- この注意義務を果たす上において、「咬合状態は、その余の歯牙、歯列及び顎部等の構造並びに患者個人の嗜癖とも相関し、ブリッジの咬合状態等に及ぼす影響は、きわめて個性的、かつ、微妙である」ことから、「患者に対する問診及び咬合の試行等をな

最2小判平成7年6月9日　昭和49年12月に出生した未熟児が未熟児網膜症にり患した場合につき、その診療にあたった医療機関に当時の医療水準を前提とした注意義務違反があるとはいえないとした原審の判断に違法があるとして、原判決を破棄し、高等裁判所に差し戻した事例。

スピーカーブ　側面から歯列を見た場合における湾曲度

オーバーバイト　咬合の深度

オーバージェット　咬合の緊密度

被蓋　上下歯のくいちがい

すことはもちろん、その使用感、主訴をも十分に考慮することを要する」とされる。
- 本件では、患者の主訴について、歯科医師が、これらに関連する咬合状態の精査、主訴等と他覚的所見との対比ないし客観的原因の検証、主訴等の発生原因の探究をなさず、結局これらを治療上ほとんど斟酌しなかったと認定され、過失が認められている。

3　過失相殺

- 「被害者に過失があったときは、裁判所は、これを考慮して、損害賠償の額を定めることができる」（民法722条2項、過失相殺）。

（損害賠償の方法及び過失相殺）
民法722条2項　被害者に過失があったときは、裁判所は、これを考慮して、損害賠償の額を定めることができる。

- 本判決は、「歯科診療を受けるに際しては、患者にも診療に協力すべきことを求めるのは、事物の性質上当然」であり、「とりわけ不適合な治療をうけ、さらにこれらによる障害、病状を自覚したとき、患者において合理的な理由がないのに、一方的に受診療を廃絶し、その後においても適切な診療を受けることなく病状を放置したことにより、病状の重篤化を招き、新病状を誘発したときは、この症状等の拡大につき患者にも過失がある」との一般論を述べた。そして、本件について、以下の事情を理由に、3割の過失相殺をした。
- XはYによる「本件治療行為の途中である昭和51年3月2日を最後に通院を廃し、その後昭和52年11月16日……大学病院補綴科において診療を受けるまでの間、歯科診療を受けず、右通院廃絶につき、Yによる治療拒絶、不良治療態度等の帰責事由はなく」、また、右通院廃絶後「大学病院補綴科における受診療までの間につき症状等の増悪等の事実がありながら、歯科治療を受けなかったことについても合理的な理由がないから、症状等の拡大につきXにも過失」がある。

歯科医師の視点

1　原因の究明

- この事例では、昭和50年12月ごろ、右上、右下のブリッジを入れたあたりから、
  - ・下顎運動の障害
  - ・咬合不全
  - ・舌圧迫感、呼吸困難感
  - ・舌、内頬部の咬傷

などを自覚しYに訴えていた。それが改善されないまま他部位の治療を進め、半年後の夏頃には、

1) アングルⅠ～Ⅲ級

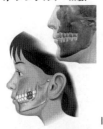
Ⅰ級

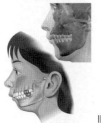
Ⅱ級

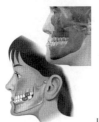
Ⅲ級

※鈴木設矢『床矯正・矯正治療の手引き』(弘文堂・2002) 7頁。

プロビジョナルレストレーション 最終修復物が生物学的にも力学的にも受容できることを確認できる点で、口腔再構築後の結果を予測できる重要な装置である。
※篠原俊介「プロビジョナルレストレーションの的確性と目的」日本顎咬合学会誌：咬み合わせの科学24巻1号 (2004) 23-27頁。

・咀嚼筋、顎関節の疼痛
・顎関節雑音
・口腔内出血、粘膜剥離
・前傾姿勢
・仰臥位における息苦しさ、不眠症

といった症状を訴えた。

- おそらく、この患者さんはもともとアングルⅡ級[1]で、スピーの湾曲も強く、顎関節も後方に位置していたと推測できる。従来の補綴物を外しテンポラリーに置き換えた際に若干咬合が低くなってしまい、それをきっかけに下顎が後方に偏位し、下顎運動障害、顎関節痛および雑音が発症したと考えられる。さらに下顎だけでなく舌も後方に押し込められるため、舌圧迫感や舌の咬傷、気道が狭くなることによる呼吸困難感、前傾姿勢などが起こり、また、舌が下がることで、ポンティックの舌側歯頸部の切れ込み部に対し感覚が過敏になったのではないかと推測できる。
- また、被蓋の過小や咬頭の平坦化により内頬部の咬傷を惹起し、歯列の直線化により舌房の狭小化、舌部圧迫感などを引き起こしたといえる。
- 判決では、治療後上下8番の接触が下顎運動時の干渉となって、顎関節等の症状を惹起させたとあるが、これは下顎が後方に偏位すれば最後方の8番が早期接触を起こすので、原因ではなく結果と捉える方が整合性があると筆者は考える。

2 事例の経過からみた問題点

- 右上、右下のブリッジ装着後、症状を訴えたものの、原因究明を行わず、それ以降も違う部位の治療を進めて悪化させてしまった。その時点では右上4番～左上5番はテンポラリークラウンの状態であったため、一度立ち止まり、既に装着していた右上・右下ブリッジについての考察や調整を行い、改善が見られた後に最終補綴に移行すべきであろう。ロングスパンブリッジのテンポラリークラウンは、咬合状態・装着感・ポンティックの形状・清掃性・舌房の広さ・発音障害の有無・頬粘膜や舌の咬傷の有無等を十分に確認するためのプロビジョナルレストレーションとしての役割が大きいからである。
- 裁判所は「Brの形状が、咬合・発音・言語機能等に重大な影響を及ぼすため、装着後相当の期間……断続的に観察し、時に機器を用いて精査し、不具合が生じた際には直ちに調整、補修、治療すべき」としている。しかし、一度装着したロングスパンのブリッジを、「具合が悪いから」との訴えにより外し再治療をすることは患者と歯科医院双方にとって大きな負担であり現実的で

はない。プロビジョナルレストレーションの期間中に問題がないことをしっかりと観察し確認した上で、それを参考とした最終補綴に移行するというのが現実的な治療であろう。

- しかし、プロビジョナルレストレーションで問題がないことを確認したにもかかわらず、補綴物装着後に症状を訴えられた場合はどうすべきであろうか？ そのような場合、患者は「入れた歯もしくは治療自体に問題があるに違いない」と問題を向けてくることが多いが、決して対立すべきではない。真摯に患者さんに寄り添う姿勢で、プロビジョナルレストレーションでは問題なかったのに最終補綴でなぜ症状が出たのか？「原因は何か？」を一緒に考えることが大切である。噛み癖、寝る姿勢などの態癖、TCHなど、「補綴物に加わる外力」が原因であれば、外力という原因を患者自身がセルフコントロールするようになると、症状が改善することも少なくない。

  TCH
  ➡ 事例 a

- それでも症状の改善が見られない、原因が分からないなどの場合は、放置せずに、大学病院の補綴科などの専門医療機関に担当医みずからが紹介するなどの手立てをすべきであろう。放置されれば、患者はその不安感からみずから大学病院など他の医院に転院することになってしまう。そうなると紛争に発展しやすい状況となる。患者さんに対し真摯に向き合い、これまでの経緯、現在訴えている症状等を記載した紹介状を渡して、専門医療機関に紹介すれば訴訟まで発展することは少ないであろう。

🔍 事例のポイント

◎モデル裁判例の判決文によれば、「開業歯科医師としては、患者の従前の歯牙・義歯の形状及び咬合状態に格別異常を認めない限り、その形状と状態を参考として、開業歯科医師の有する通常の設備、歯科医学的技量をもって、通常の方法に従って架工義歯を製作・装着すれば」、一応患者の依頼に応じて架工義歯を製作・装着するにあたって「障害及び傷害を防避すべき診療上及び業務上の注意義務」を尽くしたものとされるが、「装着後相当の期間、安定度、固定度等の静的装着状態のほか咬合状態及び口腔内における舌部の動静、下顎運動への影響等の有無及び程度について継続的に観察し、時に機器を用いて精査し、不適合との診断に達しまたは障害、口腔内各部の損傷、炎症等を発見したときは、直ちに右架工義歯の形状を調整、補修し、右損傷、炎症等の治療をもなすべき診療上及び業務上の注意義務を負担する」。

◎本判決の判断の一部については、**歯科医師の視点**で疑問が呈されているとおり、歯科医師にとって厳しい判決である。本判決は、歯科治療過誤を問題とする裁判例が現在より乏しかった昭和58年に出されたものであり、本判決が述べた規範が一般的な基準とし

て現在も通用するものかどうかは明らかでない。もっとも、判例雑誌に掲載された1つの裁判例であり、過去にこのような判決が出ていることを知っておくことは有益である。
◎本件は、歯科医師の架工義歯による補綴治療について、架工義歯の製作・装着上の過失は否定しつつ、架工義歯装着後の過失を認めた事例として参考になると思われるため、紹介した。

今日からのルーティンワーク

□テンポラリークラウンの時点で、何か不具合を訴えられた場合、漫然とそのまま最終補綴に移行せず、一度立ち止まって原因の追究、症状の改善を図る。

□自分が考えうる適切な処置を施しても患者さんに症状の改善が見られない場合、大学病院、総合病院等の専門機関受診を勧め、紹介状を渡す。

□アングルⅡ級の症例は下顎が後退しているので、顎関節症を惹起させてしまう可能性があることを念頭に置き、治療に際して特に注意を払う必要がある。

〔丸山智恵・谷口なお子〕

アングルⅡ級の患者のCT側方写真

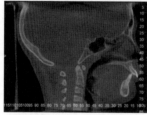

舌骨が下がり気道を圧迫しているのが分かる。

同じ患者でⅠ級関係に顎位を修正するとこのように気道が広がる。

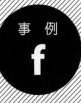

支台築造およびブリッジの設計・製作における注意義務

モデル裁判例 京都地判平成 4 年 5 月 29 日判タ 795 号 228 頁

関係者 X：患者（昭和 27 年生まれ・女性）
Y：開業歯科医師

事例の概要

昭和 47 年ごろ
Xは、他院において、欠損していた左上 1 番（以下、「本件欠損歯」という）についてブリッジの補綴治療を受けた。

昭和 58 年 5 月 10 日
Xは、従前のブリッジの前装歯 2 本（本件欠損歯および右上 1 番）の変色等を訴えて、Yの医院を訪れた。

……同年 5 月 16 日
Yは、Xに対し、下記①〜⑧を説明した。
①ブリッジを外して支台歯のう蝕治療を行う必要がある。
②ブリッジを作り直し装着する必要がある。
③前歯の補綴治療については、固定性ブリッジと可撤性義歯の方法がある。
④前者は自費治療で高価だが審美面および耐久・保持の面で保険診療の後者より優れている。
⑤医院では、自費治療の場合は、セラミック前装鋳造冠によるブリッジのみ取り扱っている。
⑥同ブリッジは、他材質のブリッジに比べ審美性・精密性・耐摩耗性・耐酸性等において優れており、長期の年数にわたっての保持が期待できる。
⑦ただ、長持ちさせるためには日常的な衛生管理に十分気をつける必要がある。
⑧補綴治療費の額等
Xは、相当長期の年数にわたり保持できる旨のYの言を信じ、セラミック前装鋳造冠ブリッジ補綴治療を受けることに同意した。

……同年 5 月 18 日
Yは、事前検査を行った。
Xの右上 1 番の歯牙は無髄歯で、銀合金によって歯冠部周辺を補修・形成して支台歯とされており、同歯冠部の残存歯質にう蝕がみられた。
左上 2 番の歯牙は有髄歯で、天然の歯冠部をそのまま支台歯として用いられていたが、同歯冠部には局所的にう蝕（C3）がみられた。
従前のブリッジの支台歯にはポストは用いられていなかった。
Yは、診断をした上、術前の簡単な処置を行い、仮歯を装着した。

……同年 5 月 20 日
Yは左上 2 番の抜髄処置を行って仮歯を装着した。

……同年5月27日

左上2番につき根管治療を行った。
電気的根管長測定検査（EMR）によると左上2番の根管長は17 mmであった。

……同年5月30日

右上1番と左上2番の支台歯形成を行い、仮歯を装着した。

……同年6月3日

印象を採取した。この日までに、本件欠損歯の隣接歯のう蝕部分切削等の治療を行った。

……同年日付不明

Yは、支台歯の形成にあたり、右上1番はレジンでコアを築造したが、根管内部にはポストを用いなかった。他方、左上2番の場合は天然歯の歯冠部分に歯質が比較的多く残存していたので、歯牙内部に鋳造ポストを立てたメタルでコアを鋳造して支台築造をした。左上2番の鋳造ポストの長さは歯根部内に埋まる部分で歯根長の1/3に満たない程度であった。

……同年6月13日

Yは、本件ブリッジを支台歯にセメント（グラスアイオノマー）で接着して装着した。

……同年6月15日

経過観察を行った。

……同年6月20日

Yは、Xに対し今後の定期健診の指示をして本件ブリッジの補綴治療を完了し、代金を受領した。この際、Xは咬合関係における不満を訴えなかった。

昭和60年4月30日

Xは、本件ブリッジが抜け落ちたとしてYの医院を訪れた。Yは本件ブリッジをセメントで支台歯に再装着した。

……同年6月10日まで

Xは、Yの医院で右下7番と左下6番の治療を受けた。
この間、Xは本件ブリッジの咬合関係につき不満を述べなかった。

昭和62年9月11日

Xは、本件ブリッジが脱離したとしてYの医院を訪れた。
本件ブリッジは、右上1番はブリッジにレジン・コアが付着した状態で脱離しており、左上2番はメタルおよびポストの鋳造築造体が付着した状態で脱離していた。
Yは、右上1番の窩洞形成を行い、同歯牙の根管内に新たに歯根長の1/3程度の長さのスクリュー・ポストを立てた上、レジン・コアを築造し直した。
左下2番の支台歯は再築造を行わず、付着していた鋳造ポストと一体となっているメタル・コアを同歯牙の根面部に接着することにした。
Yは本件ブリッジをそれぞれの支台歯にセメント（パナビアEX）で装着した。

……同年9月12日

XはYの医院を訪れ、本件ブリッジが出っ歯のような状態であること、咬合の際に本件ブリッジが下顎前歯に接触し痛いこと、本件ブリッジが脱離を繰り返すことの原因を知りたい等との苦情を訴え、YはXに本件ブリッジの代金を払い戻す旨申し出た。

……同年 9 月 13 日
　Xは咬合関係の不全を訴え、Yに治療を求めた。
　Yは初診代等治療代を請求したが、Xが応じなかったので、Yは本件ブリッジ代金返却を申し向け、Xへの治療を拒否した。
……同年 11 月 13 日
　本件ブリッジが脱離したので、Xは他院で、ブリッジおよび支台歯に手を加えず本件ブリッジを装着する治療を受けた。
昭和 63 年 5 月 26 日～同年 9 月 2 日
　Xは、本件ブリッジが脱離したので、大学附属病院を受診し、感染根管症状がみられた隣接歯につき根管治療を、本件欠損歯につき新たにブリッジを製作・装着する必要があるとの診断を受け、同病院で治療を受けた。

事例解説

1　はじめに
- この事例は、モデル裁判例の事例を簡略化したものである。

2　請求の概要
- 患者（X）は、歯科医師（Y）に対し、Yが債務の本旨に従わない治療行為をXに行った等と主張して、債務不履行に基づく損害賠償として約 154 万円を請求した（民法 415 条）。
- Xが主張したYの債務は、支台歯の根管治療や支台築造を適切に行い、少なくとも 10 年間の長期使用に耐えるようにブリッジの設計・補綴を施すことを目的とする治療契約に基づく債務であった。

（債務不履行による損害賠償）
民法 415 条
→　総論 I 3

3　争点
- 本件の主な争点は、本件ブリッジの脱離原因としてYに「ブリッジの設計・製作上のミスがあったかどうか」であった。
- 上記争点に関するXの主張は、次の①②の通りである。
  ①支台築造にあたって歯根管内にポストを立てたコアを築造する場合、「ポストの長さは、一般に歯冠部と同じかあるいは歯根部の 3 分の 2 の長さを要する」。
  　しかし、Yが製作した、左上 2 番の鋳造ポストの長さは同歯冠部の半分にも満たず（同歯冠長は約 17 mm であるが、同部の鋳造ポストの長さは約 7 mm）、同歯根部の長さの約 1/5 程度であり、右上一番のスクリュー・ポストの長さは歯冠部の約半分で（歯冠長は約 20 mm であるが、同部のポストの長さは約 11 mm）、同歯根部の長さの 1/3 弱程しかなく、本件ブリッジを保持するのに十分な長さではなかった。

②「鋳造ポストの歯根軸と軸面のテーパーは20分の1（18度）以下に形成する必要がある」が、Yは「鋳造ポストを形成するに当たって右基準を考慮せず、20分の1を遙かに超える大きさのテーパーを付けた」ことにより、脱離しやすいブリッジを製作した。

4 裁判所の判断

- 裁判所は、治療契約を根拠に、Yが「支台築造やブリッジの設計・製作を適切に行い、少なくとも10年間の長期使用に耐えるようにブリッジを補綴を施すべき債務を負っていた」と判示した。
- そのうえで、次の①②の事情等を考慮し、Yの責任を認めた。
  ①左上2番につき、「本件鋳造ポストの長さの不足自体が本件ブリッジの脱離の一原因であると強く推認され」、Yは、「支台築造に当たって、鋳造ポストの保持力を高めるべく最善を尽くすべき業務上の注意義務を怠った」こと
  ②昭和60年の右上1番のブリッジ脱離は、支台築造にあたってコアの軸面テーパーを1/20を超える程大きくとりすぎたことが一因であると強く推認され、右上1番の支台築造にあたってのYの「築造行為は不完全」なものであり、その後、右上1番の再支台築造等にもかかわらず、本件ブリッジが脱離していること
- 裁判所が支払いを命じた損害額は、60万9520円（本件ブリッジ代金の80％相当額の損害18万円、大学附属病院での治療費16万9520円、慰謝料20万円、弁護士費用6万円）である。なお、本判決は確定している。

⚖ 弁護士の視点

1 「債務」不履行の内容

(1)「債務」の内容についての一般的判示

- 本件で、患者（X）は、歯科医師（Y）に対し、「債務」不履行に基づく損害賠償請求をした。
- 債務不履行に基づく損害賠償請求訴訟では、歯科医師がどのような「債務」を負っていたかが問題となる。ただ、個々のケースにおいて、どのような「債務」を負っているかは、必ずしも明確とはいえない。歯科医師にとっては、非常に厄介な問題である。本判決は、Yが「支台築造やブリッジの設計・製作を適切に行い、少なくとも10年間の長期使用に耐えるようにブリッジを補綴を施すべき債務を負っていた」と判示している。

- 本判決では、この判示に先立って、「ブリッジは、支台築造及びリテーナーの装置等が確実に行われ、その他口腔内の諸条件に耐えられるように設計されていると、外からの唾液の侵入もほとんどなく、少なくとも10年の長期にわたって保持できる補綴物である」との認定をしている。裁判所が、いかなる証拠に基づいてかかる認定に至ったのかは不明である。そのような記載をしている文献が証拠として提出され、その記載をそのまま認定した可能性もある。

(2) 結果責任を意味するのか
- 「ブリッジは、支台築造及びリテーナーの装置等が確実に行われ、その他口腔内の諸条件に耐えられるように設計されていると、……少なくとも10年の長期にわたって保持できる補綴物である」との裁判所の認定については、歯科医師の方々からの異論もありうるところと思われる。
  ただし、裁判所は、Yの装着したブリッジが「10年間の長期使用ができなかった」という単純な論理で、単純にYの債務不履行を認める結論を導き出したものではない。
- 診療契約の法的性質は準委任契約であるから（民法656条、643条）、歯科医師は、診療にあたって、「善良な管理者の注意」を尽くすことが要求される（民法644条）。「善良な管理者の注意」を尽くしたかどうかは診療における具体的な事実に従って判断される。
- 本件において、裁判所は、①Yが、左上2番の支台築造にあたって、鋳造ポストの保持力を高めるべく最善を尽くすべき業務上の注意義務を尽くしたか、②右上1番の支台築造行為が不完全ではなかったか、を具体的事実に基づいて検討した上で、Yに債務の不履行が存するとの判断を下している。
- 結局は、「善良な管理者の注意」を尽くしたかどうか、言い換えれば、ブリッジ補綴治療において「支台築造やブリッジの設計・製作を適切に行ったか」否かが問題とされている。結果として「10年の長期にわたって保持」できたか否かがブリッジ補綴治療における債務不履行の有無の基準になると考えることは適切ではない。

2 鋳造ポストの長さと支台築造の「適切」性
- 裁判所は、左上2番につき、「本件鋳造ポストの長さの不足自体が本件ブリッジの脱離の一原因であると強く推認され」ると判断した。
- その推認の根拠として挙げられたのは、①「鋳造ポストで支持されたメタル・コアの場合、コアの保持力を充分に得るにはポスト

(委任)
民法643条
→ 総論Ⅲ1

(準委任)
民法656条
→ 総論Ⅲ1

(受任者の注意義務)
民法644条
→ 総論Ⅲ1

の長さを歯冠部と同じかあるいは歯根部の3分の2とすることが一般に求められている」ことを前提に、左上2番の本件鋳造ポストが標準的ポスト長を下回るものであること、②本件ブリッジは6年の間に4回にわたって脱離しているが、左上2番はいずれも最初に設計・製作された鋳造ポストおよびメタル・コアのまま脱離の都度セメントで装着されたものの脱離を繰り返していること、特に昭和62年9月の装着時には「強力な接着力を有するパナビアEXで接着されていたが2か月程で脱離したこと」である。

- ただし、推認の根拠の1つであるポスト長（①）については、**事例解説**では引用してはいないが、裁判所も、「ポストの長さは、天然歯の破損の危険性をも考慮して決められるべきものであるから、歯科医師において前示のポスト長の基準値をいかなる場合においても形式的に履践しなければならないものではない」ことを認めている。

- Yは、ポストの長さが「通常の場合に比べて短い」理由について次の①②の通り主張した。
  ①Xの歯牙が一般に比べて細くて弱い歯であったこと
  ②ポストの形成段階で歯の振れや手応え等の触診により本件鋳造ポスト以上の長さにすることは歯根部の破損の危険性がうかがえたこと

- しかし、裁判所は、次の①②等を理由に、Yの主張を採用しなかった。
  ①Xの歯が通常に比べて細くて弱いことを裏付けるに足りる証拠がないこと
  ②当時Yの医院において「鋳造ポストよりも天然歯牙の切削量が少なくて済むスクリュー・ポストを一般に使用していた」が、YがXの左上2番の天然歯につき脆弱さ・狭小さを心配に思うならば、あえて、時間と手間がかかる上に歯質切削量が多い鋳造ポストを左上2番に採用したことの説明がつかないこと

歯科医師の視点

1　補綴物予後の基準について

- 一般的に、ブリッジの寿命は7〜8年といわれる[1]。
  よって、本件の判決で「少なくとも10年の長期にわたって保持できる補綴物である」という一文は少し厳しいといえる。幸い、

1）森田学＝石村均＝石川昭ほか「歯科修復物の使用年数に関する疫学調査」口腔衛生学会雑誌45巻5号（1995）788-793頁。

弁護士の視点で述べられている通り、「10 年保持を目標として最善を尽くしたかどうか」が重要であり、「10 年保証すべき」という判決内容ではないようである。

- しかし、支台築造や支台歯形成において最善を尽くしたとしても、支台歯の残存状態、骨植レベル、力学的要件などにより明らかに 10 年はもたないと思われるケースでは、事前に「目標○年くらい」という目安と根拠を示す方が望ましい。
- 今回争点となっていたのは、鋳造ポストの保持力不足の件、すなわち、メタルコアの形成基準についてのみであった。

> **前歯・小臼歯のメタルコアの形成基準について**[2]
> ・太さ：根の断面外形の 1/3
> ・深さ：根の長さの 2/3、テーパー 2〜3 度
> ・残存歯質形態：軸面歯質を 2 mm 以上残し（フェルール効果）、軸面と垂直の面を形成する（オクルーザルストップ）
> また、支台歯形態においては、軸面のテーパーが 5 度を超えると保持力が著しく低下するため、2〜4 度のテーパーで、平行性を取りつつ行う。

- しかしながら、これらはあくまでも基準であり、残存歯質の状態、骨植の状態、対合歯の状態などに左右される。接着技術が向上した最近の臨床では根の 2/3 もの深さのメタルコアを入れなくても 1/2 程度の深さでも脱離することはあまりない。逆に歯根の 2/3 の深さのメタルコアを入れた場合、歯根破折の可能性も高まり、再び根管治療が必要になった場合のメタルコアの除去が非常に困難であるので、長すぎるコアはとても厄介である。そもそもコアの深さやテーパーが脱離の原因であろうか？ そうであれば 2 年ももたず、もっと早期に脱離すると思われる。脱離の原因がコアの深さ、支台歯形成に限局し、次に述べる「補綴物に加わる力」について言及されなかったのは残念である。

2　補綴物に加わる力の問題[3]

- 口腔内におさまった補綴物は、日々さまざまな侵襲にさらされている。主に、「細菌と外力」である。よって、補綴物の予後を左右するのは、「炎症と力の問題」なのである。そのうちの、炎症のコントロールについては、患者さんに定期的な歯科医院への来院を促し、セルフケアのチェック、PMTC、デブライドメントなどにより管理することが可能である。
- 一方、力のコントロールに関しては、個々の患者一人ひとりで病態や成り立ちが多岐にわたり、リスクの見極めが非常に難しい。問題が起こる前に気づきを与えることができればそれに越したことはないのだが、遅くとも何か問題が起きたときには「補綴物に加わる力」という視点をもち、患者さん自身も一緒に原因を追究する、という姿勢をとるべきである。

---

[2] 佐藤亨「臨床のヒント Q & A」歯科学報 110 巻 1 号 (2001) Question：「メタルコアの形成手順について教えてください」の Answer より抜粋。

[3] 内山茂「補綴物の長期メンテナンスにおける力のコントロール」日本歯科医師会誌 63 巻 3 号 (2010) を参考とした。

TCH
→ 事例 a

4) TCHが疑われる主な口腔内所見
①歯頸部の実質欠損

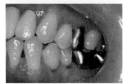

②カリエスでないのにしみる（知覚過敏）

③下顎舌側や口蓋にみられる骨隆起

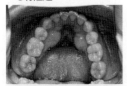

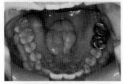

④舌圧痕、頰粘膜の咬頰跡

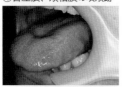

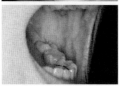

⑤犬歯などの異常な咬耗・摩耗

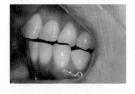

5) TCHが疑われる患者に対して行う「チェックシート」＋「歯を大切に使っていくために」のプリントを紹介する。
→ 資料 1、2

- 補綴物の脱離、破損、支台歯の痛みなどの問題が起こると、患者さんはその問題をこちらに向けてくることがある。当然、治療行為自体が医療水準に適ったものであることが前提であるが、その際、「こちらは何の落ち度もありません」というように自己弁護したり、逆によく分からないまま「本当に申し訳ありませんでした」と謝ったり、ましてや治療費の返金をするなど、という行為は不適切である。そうではなく、「何故このようなことが起こってしまったのだろう」と素直に患者さん側に寄り添い、一緒に原因を考えることが大切である。

- 近年、「TCH」という言葉が、メディアなどでも取り上げられ、専門家以外でも広く認知されてきた。とはいえ、患者本人には自覚がないケースがほとんどなので、その場で結論づけや解決をしようと思わずに、最初は問題提起のみを行い、患者自身からの気づきを待つ方がよい。

- 歯の接触というと、主に夜間、強い力で噛みしめていること（ブラキシズム）と思いがちだが、実はそうではない。日中、無意識のうちに、弱い力であっても持続的に接触させていることで、筋の緊張・疲労を生じさせ、歯根膜や顎関節に負担をかける。その結果、歯や顎関節の痛み、繰り返される補綴物の脱離、口腔内に現れる兆候[4]などといった「結果」に目を向け、持続的な接触が疑われることを示唆し、それを常に意識してもらうようにする。

- また、夜間の噛みしめや歯ぎしりについては、マウスピースなどを使い、歯をガードするのも1つの方法だが、あくまでもそれは歯を咬合力から守るための道具であり、咬合力自体をコントロールするものではないことを伝え、患者さん自身からの要望があってはじめて製作するべきであろう。容易にこちらから勧めない方がよい。

3 経過からの考察

- 本件では、最初にY医院にて前歯部ブリッジを装着してから約2年間は問題なく脱離せずに経過している。再セットからさらに2年以上経過して再び脱離し、そこではじめて支台築造を再治療しているが、もしコアのテーパーや支台歯形成だけが問題であれば、もっと早期に、半年以内には脱離するのではないだろうか？ 4年もの間、最初の形成でブリッジを保持できていたのであれば、脱離を繰り返す理由に、補綴的な問題だけでなく患者自身のブラキシズム、TCHなどの原因があるのではないだろうか。決めつけではなく、「一緒に原因を探る」という姿勢であればこのような紛争にはならなかったのでは、と思われる[5]。

- 裁判では問題になっていないようであるが、右上1番のレジンコ

ア築造後ブリッジを再セットした後に、患者XはY医院を訪れ、本件ブリッジが出っ歯のような状態であること訴えていることから、再セット時にブリッジが浮き上がって合着されたのではないかと推測される。それが引き金となって不満が爆発したのではないだろうか？ レジンが完全に硬化する前に咬合を確認するなど、補綴物が唇舌方向に偏位することのないよう細心の注意を払うべきである。

事例のポイント

◎本判決は、昭和58年から昭和62年にかけて行われたブリッジによる補綴治療について、平成4年に下された判決である。したがって、本判決中で言及された一般論については、現在ではもはや維持されないという見解もありえよう。本判決のポイントは、診療当時の「一般的な基準に従っているか否か」がまず検討され、一般的な基準に従っていない医療行為が行われた場合には、一般的な基準に従わなかった「合理的な理由」があるか否か、が検討されるという点である。

◎本件は、「ブリッジの設計・製作上のミスがあった」と認定された事例として、その判断過程が参考になると思われるため、紹介した。

今日からのルーティンワーク

□ブリッジなどの補綴物は平均7～8年であるが、条件が悪く2～5年ほどでトラブルが起こると予想できるケースは、事前に、患者さんに目標年数と理由を伝えイメージを共有する。

□患者さんに、TCH（歯列接触癖）等が疑われる所見（歯頸部の実質欠損、異常な咬耗、骨隆起、下顎角の発達など）が見られた場合、歯科医師はそれに気づき問題提起を行う。

□補綴物の脱離、破損等の問題が起こった際は、「何かあるはずである」と、患者さんと一緒に原因の追究を行う姿勢をもつ。決して対立しないこと。

□補綴物を口腔内にセットする場合、特に前歯部では唇舌方向に偏位させやすいので、正面からだけでなく、ミラーを用いて咬合面や舌側方向からも位置を必ず確認する。

〔丸山智恵・谷口なお子〕

資料 1

　　　　年　　月　　日　患者名＿＿＿＿＿＿＿＿＿＿＿　担当（　　　　）

「歯の接触癖」ってご存知ですか？

通常、上下の歯が接触するのは 1 日に 15 分程度、食べる時と飲み込む時だけです。
しかし、それ以外の時も歯を接触させていると、歯を傷めたり、歯の寿命を縮めてしまうことにもなりかねません。歯が悪くなったり、痛くなったりする原因は、実は虫歯や歯周病だけではないことが最近の研究で分かってきたのです。
以下に当てはまる症状はありませんか？

- ☐ 下顎角（エラ）がはっている、頬の周りの筋肉が固くいつも緊張している
- ☐ 歯の付け根がくぼんでいる
- ☐ 下顎や上顎の骨がごつごつと隆起している
- ☐ 前歯や犬歯などの先端が極端にすり減っている
- ☐ 頬の内側の粘膜や舌の側面に歯の跡がついている
- ☐ 一部の歯だけが歯周病や虫歯になっている

- ☐ 虫歯ではないのにしみることがある（知覚過敏）、虫歯ではないのに歯が痛む
- ☐ 奥歯でかむと痛いことがある
- ☐ 冠や詰め物がたびたび外れる
- ☐ 朝起きた時に顎が疲れたような感覚がある、首や肩に凝りを感じる
- ☐ 歯が割れたり折れたりしたことがある（事故・けが以外）
- ☐ 顎が開かなくなったり、開ける時に痛みを感じることがある

日常生活をチェックしてみましょう!!

次のことに心当たりはありませんか？？実際はやっていても、気づいていない方がほとんどです。日常生活でチェックしてみましょう。

- ☐ 日中無意識のうちに上下の歯が接触している
- ☐ 何かに夢中になっている時、しっかり噛みしめていたり舌や頬を吸いつけていたりする
- ☐ 極端に硬い食べ物を好んでよく食べる
- ☐ 硬い食べ物が歯に良いと思い込んでいる
- ☐ ガム、スルメ、昆布などをしょっちゅうかんでいる
- ☐ 早食いやたくさん頬張って食べる癖がある
- ☐ 柔らかい食べ物でも強くかんで食べてしまう
- ☐ 歯ぎしりをしていると家族に指摘されたことがある　（80％の歯ぎしりは音がしないと言われています）

以上のような癖は多くの人がしていると言われています。問題がなければ放置してもかまいませんが、問題を起こすようでしたら無用な悪い癖はなおしておくほうが良いでしょう。

資料2

〜歯を大切に使っていくために〜

〈食事についての注意〉
・極端に硬いものを毎日食べるのはやめましょう。
　強い力で咬むのは決してよい事ではありません。
　歯の周りの血管が貧血を起こしてしまいます。
・軽い力で咬む回数が多くしましょう。
　脳の刺激になり、よいと言われています。
・食事では左右均等に、少しずつ噛むようにする

〈起きている時の注意〉
・本来上下の歯が接触するのは、1日に15分程度です。物を食べる時と飲み込む時だけだということを自覚しましょう。
・「唇を軽く閉じ、上下の歯は合わせず、頬や口の周りの筋肉の力を抜く」
　ということを、1日何回か練習する
・頬づえやひじをつくと噛みしめやすくなるので注意する
・集中したり、緊張している時は姿勢を良くし、肩の力を抜いて深呼吸する
・重いものを持ったり、激しい運動をする時などには特に注意する

〈寝ている時の注意〉
・高い枕は噛みしめやすくなるので避ける
　後頭の一番出っ張った部分よりやや首の付け根のところにロール状にしたタオルなどを敷いて枕にするとよいでしょう
・横向きやうつ伏せ寝は顎に負担がかかりやすいので仰向けに寝るようにする
・布団の中へは極力悩み事や考え事を持ち込まない
・リラックスしたイメージで眠りに入る
・「まず1〜2秒しっかりと噛みしめ、その後一気に脱力して息を大きく吐く」ことを何度か繰り返し深呼吸してから眠りにつく

日常行動を変えることで悪い癖は意外に簡単に治せるものです。
以上のような方法で顎の関節や口の周りの筋肉はとてもリラックスし緊張やこわばりから解放されます。
使い方ひとつで歯の寿命も格段に延ばすことができます。
大切に使って自分の歯を長持ちさせましょう！

　　　　　　　　　　　　　　　　　　　　　　　　　　はなだ歯科クリニック

第4章 抜 歯

事例 g 抜歯の必要性とそれについての説明

モデル裁判例 東京地判平成14年5月27日判例集未登載

関係者 X：患者
Y：Y医院の歯科医師

事例の概要

平成11年1月26日
　Xは、右下6番、7番の急性発作歯周炎（歯肉の発赤、腫脹、咬合痛などの症状を示す急性の炎症）と歯肉膿瘍（歯肉に膿が溜まった状態）の症状を訴えて、Y医院に来院し、Yから右下7番の歯肉膿瘍について探針で膿を排出するなどの治療を受けた。

……同年11月8日
　Xは、右下6番、7番の急性発作歯周炎と歯肉膿瘍、左下6番のう蝕症、右上7番から左上7番までおよび右下7番から左下7番までの慢性歯周炎の症状を訴えて、Y医院に再来院した。
　Yは、右下6番、7番の歯肉膿瘍の排膿および消炎処置を行い、抗生物質および鎮痛・抗炎症剤を処方した。また、Yは、右側に症状が発生するのは、左側の咬合不全により右側の負担が大きすぎることによると考え、左下6番の生活歯歯冠形成、印象咬合採得を行った。

……同年11月15日
　Yは、右下6番、7番の洗浄を行い、症状の軽減が見られたので、再度ケフラールとソレルモンを処方した。また、Yは、左下6番に補綴物を装着するとともに、右下7番から左下7番までを洗浄し、右上7番から左上7番までの歯石除去を行った。

……同年11月29日
　Yは、左上5番、7番の生活歯歯冠形成、印象咬合採得、ブリッジ平行測定を行った。右下6番、7番の急性発作歯周炎の症状は治まっていたが、動揺が見られた。

……同年12月9日
　Yは、右上7番から左上7番までおよび右下7番から左下7番までの洗浄を行い、左上5番、6番、7番にブリッジを装着した。

平成12年4月3日
・Xは、右下の奥歯の痛み（具体的にどの歯の痛みを訴えたかについては争いあり）を訴えて、Y医院に来院した。Yは、右下奥歯の状態を見たのみで、レントゲン写真も

撮らず、手や器具で触るなどして動揺を確認しなかったにもかかわらず、従前の治療の経緯から、Xが右下7番の痛みを訴えていると思い込み、右下7番の抜歯が必要だと考えた。
- そして、Yは、Xに対し、右下7番（Xは右下7番が1番奥の歯であった）と特定せずに、右下奥歯の動揺が強いので抜くしかないとのみXに説明し、これに対し、Xは自分が痛みを感じている右下6番（当時、抜歯が必要な状態ではなかった）を抜歯されるものと理解し、抜歯に同意した。
- 本件抜歯後、Yは、Xから、みずからが痛みを感じていた歯ではない歯を抜歯されたとして、苦情を訴えられたことにより、抜歯する歯についての認識がX・Y間で相違していたことにはじめて気づき、診療録に「誤抜歯」と記載するとともに、X宅を訪問して謝罪した。

本件抜歯後約2週間の間
Xには、右下歯肉の腫れや右こめかみの痛みの症状があった。

事例解説

1 はじめに
- この事例は、モデル裁判例をアレンジしたものである。

2 患者側の主張
- 患者（X）は、歯科医師（Y）に対し、不法行為または診療契約上の債務不履行に基づき、慰謝料500万円およびこれに対する遅延損害金の支払いを求めた（民法415、709条）。
- Xは、Yの過失として、①抜歯する必要がない歯を抜歯した過失および②説明義務違反の過失を主張した。

3 裁判所の判断
(1) 抜歯する必要がない歯を抜歯した過失の有無
- 裁判所は、抜歯する必要がない歯を抜歯した過失がYに存するとのXの主張について、次の通り述べてYの過失を認めた。
- 「歯科医師において抜歯治療を行う場合、レントゲン検査等を行ったり、実際に手や器具で触れて歯の動揺を確認するなどし、また、抜歯を行わないことによる他の歯への悪影響等も考慮した上で、その必要性について慎重に検討すべき」である。
- しかし、Yにおいて「抜歯の必要性について何らの確認作業を行っていないこと」に加えて、「本件抜歯の必要性を十分に立証できていない」。
- そして、「本件抜歯がなされた右下7番については、それまでの治療の際に抜歯の必要性が認められていなかった以上、本件抜歯の時点においても、抜歯を行うまでの必要性はなかったものと推認され、Yには、歯科治療上の注意義務に違反して、本来

（債務不履行による損害賠償）
民法415条
→ 総論I3

（不法行為による損害賠償）
民法709条
→ 総論I3

抜歯する必要まではない歯を抜歯した過失がある」。

(2) 説明義務違反の過失の有無

説明義務
➡ 総論Ⅴ

- 裁判所は、Yに説明義務違反が存するとのXの主張について、以下の通り述べてYの過失を認めた。
- Yは、Xに対し、「右下7番を抜歯することを明確に説明するとともに、なぜ抜歯する必要性があるのか、抜歯した場合及び抜歯しない場合にそれぞれどのような状態になるのかについて十分に説明した上で、右下奥歯の抜歯というにとどまらず、右下7番（右下の一番奥の歯）を抜歯することについて同意を得る義務を負っていた」。
- それにもかかわらず、Yは、X「に対して、右下7番の状態や本件抜歯がなぜ必要であるのかなどについて具体的に説明することもなく、右下奥歯を抜歯することのみを告げたにすぎないのであるから」、Yには説明義務違反の過失がある。

(3) 賠償額

- 本件では、慰謝料150万円が賠償すべき損害として認定された。

⚖ 弁護士の視点

1 抜歯の必要性

- 本件で、Xは、抜歯する必要がない歯を抜歯した過失がYに存したと主張し、これに対し、裁判所も過失が存すると判断した。
- 裁判において、「抜歯する必要がない歯を抜歯した過失」の有無が争いになる場合、当然のことであるが、歯が現存していない以上、①当時の画像資料や②前後の事情等から「抜歯する必要」があったか否かが審理されることになる。
- 抜歯前のレントゲン写真は、上記①②いずれの観点からも、抜歯の必要性についての重要な資料となるものである。すなわち、抜歯前のレントゲン写真が存在すれば、それは、①当時、抜歯の必要性が画像上認められたかを事後的に検証することが可能であるだけでなく、②抜歯の必要性についてしかるべき確認作業を行った上で歯科医療の専門家たる歯科医師が抜歯の必要性ありと判断したことの資料となる。
- 加えて、実際に手や器具で触れて歯の動揺を確認した結果も抜歯の必要性の重要な資料となるものである。歯科医師はこれを行うことは当然のこととして、その結果を診療録にしっかりと記載しておく必要がある。

2 抜歯への同意

- 抜歯は患者の身体に対する侵襲行為であるから、抜歯が正当業務行為として違法性が阻却されるためには、患者の同意が必要である。
- そして、抜歯に関する同意は、原則として個別に（言い換えれば、抜歯しようとする歯ごとに）なされる必要がある。その理由として、本判決は、「歯については、どの歯を抜歯するかによって、その後の食生活上の不利益、外見上の変化、補綴の容易性などが異なると考えられる」ことを指摘している。
- 本件で、一応、Yは、Xに対し、右下奥歯の動揺が強いので抜くしかないと説明し、これに対しXが抜歯に同意し、そのうえで、右下7番（Xは右下7番が右下1番奥の歯であった）を抜歯しているが、判決文ではYの不十分な説明等を根拠に上記Xの同意を「本件抜歯についての同意を認めることはできない」と"一刀両断"されている。
- 本件では、抜歯後、Yは、Xから、みずからが痛みを感じていた歯ではない歯を抜歯されたとして苦情を訴えられたことにより、抜歯する歯についての認識がX・Y間で相違していたことにはじめて気づき、診療録に「誤抜歯」と記載するとともに、X宅を訪問して謝罪した、との事実が認定されている。

3 参考になる裁判例

- 本件は、歯科医師が診療録に「誤抜歯」と記載した事情からして、同意が認められないことが比較的明らかな事案である。
- 訴訟において抜歯への同意の有無が問題となる場面は、"必要な説明を事前に行ったうえで"これに基づく同意を得たか否かという局面であることが多い。
- たとえば、東京地判平成24年9月13日判タ1411号374頁は、歯科医師は、抜髄を行うにあたって、患者に対して「必要な説明を事前に行い、これに基づく同意を得るべき注意義務を歯科医師として当然に負う」と判示した。カルテの記載、説明文書の交付、あるいは同意書への署名といった、事前説明を行ったか否かについての客観的証拠が乏しい事例において、具体的な説明を行ったとする歯科医師の供述の信用性が否定された事例である。また、この裁判例は、受診日についてのカルテの記載内容の信用性が疑わしいと判断された事例であるという点でも参考になる。

東京地判平成24年9月13日 9本の歯の抜髄処置を行うにあたって、歯科医師が、事前に必要な説明を行い、これに基づく同意を得ることを怠った過失が認められた事例。

歯科医師の視点

1 事例の経過からみた問題点

- この事例は「右下の急性歯周炎を繰り返し、最終的に右下7番の抜歯を行った」とある。一般的に歯周病による抜歯の判断基準とは、以下にあるような事柄を参考にはするが、最終的に抜歯するかどうかを決定するのは歯科医師ではなく、患者さんである。

> **歯周病による抜歯の基準**[1]
> ①支持歯周組織の量：水平的骨吸収が歯根長の2/3以上に及ぶ場合は一般的に保存困難。垂直的骨吸収の場合は咬合性外傷、歯内病変、などに由来する場合もあるため、治療により改善される可能性がある
> ②プロービングポケット値：根尖まで達するポケットが存在する
> ③動揺度：動揺度Ⅲ（Millerの分類）[2]

- 臨床的には、次のいずれかにあてはまる場合、患者さん自身も納得して抜歯を選択するであろう。
  ①その歯があると咬めない。
  ②その歯があると他の歯を悪くする。

- ただ、当然であるが、一般的な抜歯の基準に達している歯を患者さんの希望により残す場合は、専門家として長期の予後は期待できないことを説明しておく必要がある。

- では、この事例の場合はどうであろうか。まず、「歯周病により支持歯槽骨が失われており保存不可である」と診断できるレントゲン撮影がなされていないことが問題である。レントゲン撮影を行う目的は主に3つある。
  1、診断のため　2、患者さんへの説明のため　3、証拠を残すため

- この場合、撮影を行わなかった理由は、おそらく以前撮影した画像で既に診断がついており、改めて撮影する必要性がないと判断したと察する。2の説明のためという目的でも、以前のもので事足りる場合がある。しかし、3の証拠を残すという目的に関しては、その時に撮影したものでなければならない。

- また、ポケット測定値、動揺度の判断も記述がなく、明らかに抜歯の基準に達していたとは判断できない。

2 原因を追究する

- はたして、患者さんが感じていた痛みは本当に歯周病が原因であったのであろうか？
- 歯周病に罹患している原因は、細菌である。基本的には慢性疾患のため痛みはないが、口腔内環境や全身状態の悪化時に、急性

---

[1] 石川烈編集代表『歯周病学〔第4版〕』（永末書店・2001）156頁「抜歯の判定基準」より引用。

[2] Millerの分類
動揺度0：0.2mm以内、生理的動揺
動揺度Ⅰ：唇舌方向に0.2〜1mm以内
動揺度Ⅱ：唇舌方向に1.0〜2.0mm、近遠心方向にわずかに動揺
動揺度Ⅲ：唇舌・近遠心方向に2mm以上、垂直的動揺あり

化し痛みや腫れが起こる。よって、急性期では投薬や消炎処置を行い、慢性期にはSPT等により、細菌のコントロールを行うべきであろう。

- また、本件では、「抜歯後約2週間の間、右下歯肉の腫れや右こめかみの痛みの症状があった」とある。右下7番の急性歯周炎による痛みであれば、抜歯後遅くとも2〜3日で痛みや腫れは消失するはずである。また、「こめかみの痛み」とあるが、これは「側頭筋の痛み」ではないだろうか？ もしそうであればこの原因は何であろうか？

- 顎関節が後方偏位した場合に側頭筋が過緊張を起こすことは臨床上よくある。すなわち、右での噛み癖や、右関節に負担をかけるような態癖（頬杖、寝る向き等）などがあれば、右側頭筋の筋肉の過緊張（筋スパズム）が起こり、こめかみが痛くなることは臨床上ありうることである。平成11年11月8日の記録に、「右側に症状が発生するのは、左側の咬合不全により右側の負担が大きすぎることによる」とあり、左側上下の歯に冠を装着した。しかし実際は、冠を装着後も、右側ばかりで噛む習慣が残っていた可能性が高い。冠を装着するだけでなく、歯の使い方の指導をしっかり行うべきであったのではないだろうか？

- 具体的には次のような指導である。「今まで右でばかり噛む習慣があったと思われますので、左に歯が入っても、かなり意識をしないと変わらず右ばかりで噛んでしまうでしょう。そうするとまた右側が腫れたり痛んだりしますので気をつけて下さい」。

- 歯とは「道具」である。使い方を誤れば壊れるものである。「適切な道具（歯）の使い方を指導」することは、歯科医師としての重要な役割である、と日々筆者は感じている。

3 患者さんへの説明義務について

- 抜歯にかかわらず、何らかの処置を行う際には、その歯の部位や状態の確認を、徹底して行うべきである。歯科医師側は、「医学的に正しいことをしていれば問題とはならない」と思いがちだが、現代では、患者さん自身も権利者意識をもち、情報も簡単に得られるため、「患者さんはどう思っているのか」をいつも念頭に置くべきである。主訴の部位は、実際患者さん自身に指で触るなどしてもらい、手鏡や口腔内カメラ3)を使い確認をする。双方にギャップが存在しないように常に気をつけなければならない。

- また、こちらが一方的に診断し治療方針を決定するのではなく、情報、判断基準を患者と共有し、「このような基準で私はこう思うが、あなたはどう思われますか？」と、患者自身の意見を述べてもらうと、もし誤解があればそれを解くことができる。

SPT（Supportive periodontal therapy） 歯周基本治療、歯周外科治療、口腔機能回復（修復・補綴）などの処置により、病状安定となった歯周組織を維持するための治療。口腔衛生指導、PMTC、ポケット内洗浄、スケーリング、ルートプレーニング、咬合調整などの治療が主体となる。
※鈴木丈一郎「認定歯科衛生士が行う歯周病管理に必要な知識と技能」日本歯周病学会会誌52(2010)より引用。

3) 口腔内カメラを用いた説明

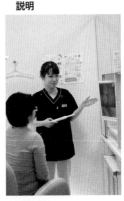

4) ⇒ 事例a参照。

- 患者みずからの口から話してもらうことで治療結果においても、歯科医師・患者双方に責任を請け負うことができる。これらを話した経緯をカルテに確実に記録しておくことも大切である[4]。

🔍 事例のポイント

◎本件は、事前検査としてレントゲン撮影を行わず、さらに、患者と歯科医師間で抜歯する歯についての認識に齟齬があった事例である。レントゲン撮影、視診、触診等を事前に行い、患者の同意を得た上で抜歯を行ったとしても抜歯の必要がなかったとして紛争になることもある。

◎抜歯した歯を元に戻すことはできない。そのため、抜歯は、とりわけ十分な検査・十分な説明が必要となる治療行為である。他山の石として頂きたい事例として、紹介した。

今日からのルーティンワーク

☐抜歯の基準に達している場合、専門家としてそれを患者さんに正しく伝えるべきではあるが、最終的に抜歯するかどうかを決定するのは患者さん自身であることを忘れない。

☐抜歯のみならず、治療部位は必ず患者さんに分かるよう、手鏡や口腔内カメラ等で事前に確認する習慣をつける。

☐抜歯や治療部位のレントゲン撮影は、診断・説明・証拠の目的で、必ず行う。

〔丸山智恵・谷口なお子〕

第5章 　　矯正・インプラント

事例 h 　矯正治療中のう蝕の予防に関する注意義務

モデル裁判例　東京地判平成 15 年 7 月 10 日判例集未登載

関係者　X：患者
Y：歯科医師

事例の概要

平成 10 年 2 月 13 日
　Xは、Yの医院を訪れた。Xの主訴は、上顎と下顎の前突が気になるというものであった。
　Xは、Yとの間で、全顎（上下すべての歯）を矯正して上下顎前突を解消するための治療を受ける旨の診療契約を締結した。

……同年 3 月 1 日～平成 11 年 1 月 6 日（動的矯正期間）
　上下顎に動的矯正装置を取り付けて、歯および顎を移動させることを内容とする動的矯正を行った。この動的矯正期間中、Yは、Xに対して、次のブラッシング指導を行った。

(1) 平成 10 年 3 月 1 日、Yは、Xに対し、「矯正治療をはじめられる方へ」と題するパンフレットを手渡し、矯正治療を行っている間はしっかりと歯磨きをするようにと述べた。このパンフレットには、「歯ブラシを必ず使いましょう」という見出しで、次の事項が記載されていた。
 ・複雑な矯正装置を装着する場合、歯の清掃を怠るとう蝕等の原因となること
 ・食事の後は必ず歯ブラシを使用するか、うがいをするよう習慣づけなければならないこと
 ・Yの医院では、患者に適切な歯ブラシを手渡して、歯の清掃指導を行うなどする予定であること

(2) 平成 10 年 3 月 13 日、Yは、Xに対して、矯正装置を装着した歯の模型を使い、歯と矯正装置との境目については食後に必ず磨くようにすること、歯磨きの際には、歯ブラシを縦にして歯や歯間をブラッシングするという縦磨きの方法でも磨くようにすることなどを説明し、指導した。

平成 11 年 11 月 6 日～平成 14 年 1 月 8 日（保定期間）
　歯の裏側に固定式保定装置を取り付けて、動的矯正により移動させられた歯および顎が後戻りをするのを防止するために歯を固定することを内容とする保定を行った。Xに対する矯正治療は、全期間において順調に推移し、その目的を達成し

終了した。
この保定期間中、次の診療があった。
⑴平成11年11月19日、Yは、Xの口腔内の写真を撮影した。なお、その写真には、歯と歯ぐきの間や歯と歯の間等に歯垢が付着しているのが写っていた。Yは、Xに対し、診療の際、今までと変わらず歯磨きをするようにと述べた。
⑵平成12年4月14日、Yは、Xの口腔内の写真を撮影した。なお、その写真には、歯と歯ぐきの間や歯と歯の間等に歯垢が付着しているのが写っていた。
⑶平成13年8月20日、XはYの医院において診察を受けた。この日が、Yの医院の最終診療日（平成14年1月8日）の直前の診療日となった。

平成14年1月9日
Xが他の歯科医院を受診したところ、左右上1番および左右上2番において、歯の中段付近の歯と歯の隣接面に、象牙質にまで達するう蝕が進行しており、とりわけ左上1歯の一部は歯根膜炎を発症していることが判明した（以下、上記4本の歯のう蝕を「本件う蝕」という）。

事例解説

1　はじめに
- この事例は、モデル裁判例をアレンジして作成したものである。

2　患者側の主張
- 患者（X）は、歯科医師（Y）に対して、矯正治療費や慰謝料等として約410万円の支払いを求めた（民法415条、709条）。Xは、Yが十分にブラッシング指導を行うなど口腔内の衛生環境を良好に管理すべき義務に違反し、それによって本件う蝕が発生したと主張した。

（債務不履行による損害賠償）
民法415条
　➡　総論Ⅰ3

（不法行為による損害賠償）
民法709条
　➡　総論Ⅰ3

3　歯科医師側の主張
- Xの主張に対して、Yは、次のように主張した。
Yは、保定期間中、しばしばXの歯磨き不良を指摘して、ブラッシング指導を行っていた。それゆえ、義務を尽くしていた。このことは、カルテの「Br」という記載からも明らかである。

4　裁判所の判断
- 裁判所は、本件う蝕発生の機序について、保定期間中、「固定式保定装置の周辺部分（歯の中段付近）における歯と歯の間の部分のブラッシングが十分でなかったために、その部分に歯垢が溜まって、そのことが原因で発生した」と認定した。
- この事実を前提に、裁判所は、一般論として、「歯の裏側に固定式保定装置を装着して保定を行う」歯科医師は、「その保定を行うに際して、当該患者に対し、同装置の周辺部分は歯垢が溜まりやすく虫歯になりやすいことを十分に説明した上、その部分につ

いて、歯と装置の間を横磨きの方法で磨いたり、歯と歯の間を縦磨きや斜め磨きの方法で磨くなど、動的矯正期間におけるよりも一層丹念にブラッシングを行わなければならないことを十分に指導すべき診療契約上の義務（債務）を負う」と判示した[1]。

- また、裁判所は、保定期間中の平成 11 年 11 月 19 日と平成 12 年 4 月 14 日に撮影された X の口腔内の写真には、「歯と歯ぐきの間や歯と歯の間等に歯垢が付着しているのが写っていた」ことから、Y は、「上記のような説明、指導をより一層十分に行うべき義務を負っていたというべきである」と判示した。
- ただ、裁判所によって認定された事実は、次の通りであった。Y は、**事例の概要**の記載の限度でしか説明、指導を行わなかった。特に保定期間中は、「平成 11 年 11 月 19 日の診療の際に今までと変わらず歯磨きをするようにと述べた程度で、それ以上に特にブラッシング指導を行うことはなかった」。Y は、X が来院した際には、しばしばブラッシング指導を行ってきたと主張し、これを証明するため、カルテに「Br」という記載があることを指摘した。しかし、裁判所は、かかる記載の信用性を認めず、Y の主張するブラッシング指導の事実を認めなかった。
- Y には、「保定期間中において、ブラッシング指導、とりわけ、固定式保定装置の周辺部分における歯間のブラッシングを丹念に行うようにとの指導を十分に行われなかったという診療契約上の義務違反があった」ことを理由として、裁判所は、Y に対して、X に生じた損害について、55 万円の支払いを命じた[2]。

[1] 後述の**歯科医師の視点**にはこの裁判所の考えに反論する記述あり。

[2] 損害の内訳は、慰謝料 50 万円と弁護士費用 5 万円。

⚖ 弁護士の視点

1 保定期間中の説明、指導義務

- 歯列矯正を目的として歯の裏側に固定式保定装置を装着するという保定治療を行うことにより、同装置の周辺部分には歯垢が溜まりやすくなる。同装置は、歯の裏側に装着されるため、患者が確認しづらく、歯磨きの際に歯垢が十分に除去されないおそれがある。これらの事情から、同装置の周辺部分は、う蝕になりやすい環境にある。
- ある意味、う蝕になりやすい環境は、固定式保定装置の装着という医療行為によって招来されたといえる。このことを踏まえて、裁判所は、「同装置の周辺部分は歯垢が溜まりやすくう蝕になりやすいことを十分に説明した上、その部分について、歯と装置の間を横磨きの方法で磨いたり、歯と歯の間を縦磨きや斜め磨き

の方法で磨くなど、動的矯正期間におけるよりも一層丹念にブラッシングを行わなければならないことを十分に指導すべき」義務を導き出した。

- それゆえ、保定期間中は、矯正治療という本来の治療を行うだけでは、歯科医師の診療としては不十分であることが明らかとなった。歯科医師は、歯の裏側に固定式保定装置を装着するという矯正治療を行う以上は、このような矯正治療に付随する義務というかは別としても、う蝕の予防のために、う蝕の発生やその危険性について診察し、患者の口腔内の状態を前提に適切な説明、指導を行わなければならないことを強く認識すべきである。

2　カルテの信用性

(1) カルテの信用性についての考え方

- 医療訴訟において、カルテは、歯科医師側の主張を支える重要な証拠となることから、カルテの信用性が争われることがままある。この点カルテの信用性は、原則として、肯定されると判断した裁判例（東京高判昭和56年9月24日判タ452号152頁）がある。この裁判例によれば、「診療録は、その他の補助記録とともに、医師にとって患者の症状の把握と適切な診療上の基礎資料として必要欠くべからざるものであり、また、医師の診療行為の適正を確保するために、法的に診療の都度医師本人による作成が義務づけられている」ことから、「診療録の記載内容は、それが後日改変されたと認められる特段の事情がない限り、医師にとっての診療上の必要性と右のような法的義務との両面によって、その真実性が担保されている」。これは、医科の事案に関する裁判例である。ただ、歯科に関しても、カルテには、診療上の必要性と歯科医師の作成義務（歯科医師法23条1項）が認められることから、カルテの信用性について同様に考えることができる。

(2) 本件事例における裁判所の判断

- 本件では、Yは、しばしばブラッシング指導を行っていたと主張し、これをカルテの「Br」という記載によって明らかにしようとした。確かに、カルテには、保定期間中の毎回の診察に関して「Br」という記載があった。しかし、裁判所は、この記載の信用性を認めなかった。次の①～③の事情を考慮し、「カルテの『Br』の各記載は、後にまとめて書き加えられたものである疑いを払拭することができ」ないと判断したためである。

①Xは、「診療の際のカルテの置き場所について詳細に述べつつ、診療を受ける時カルテを見たが、その時には『Br』の記載がなかったと供述し」た。

②Y本人も「忙しくてカルテを書く暇がなかったこともあったか

東京高判昭和56年9月24日　妊娠腎と診断されていた妊婦が急変し、重度の後遺症が生じた事例である。浮腫に関する母子手帳と診療録の記載に相違があり、診療録の記載の信用性について争われた。裁判所は、本文中に記載した通り、一般論として、診療録の真実性担保の根拠および条件について判断を示した。

歯科医師法23条1項　歯科医師は、診療をしたときは、遅滞なく診療に関する事項を診療録に記載しなければならない。

もしれない旨述べるとともに、平成14年1月8日の診療に関する部分について、後にカルテを書き換えたところがあることを認める供述をし」た。

③カルテの「Br」の各記載の体裁は、その都度記載されたにしては、不自然な面がある。

- Yが専ら「Br」という略語を用いた記載があることしか主張していなかったことからすると、カルテには、診療当時のブラッシングに関する患者との具体的なやり取りが一切記載されていなかったものと推測される。

(3) カルテに記載する際の注意点

- 裁判所の「後にまとめて書き加えられたものである」等の疑いの念を払拭するためには、歯科医師は、カルテに記載する際は、略語の記載にとどめず、たとえば、「ブラッシング念入りに」といった患者との間の具体的なやり取りを記載する必要がある。

- この点、書込みや書換え等の編集の記録が修正履歴として残らない仕組みの電子カルテを使用している歯科医院もあると聞く。このような電子カルテを使用しているとなれば、略語を用いた簡略な記載だけでは、裁判所の疑念を払拭することは、益々困難となるだろう。このような電子カルテを使用する歯科医師は、特に、診療当時の患者との具体的なやり取りを記載する必要があることを肝に銘じるべきである。

(4) カルテの改ざん

- なお、カルテの改ざんについては、たとえば、次のような民事上、行政上、および刑事上の責任を負う可能性がある。
  - ・民事上の責任：カルテ改ざんそれ自体を理由とした損害賠償責任（甲府地判平成16年1月20日判タ1177号218頁）。
  - ・行政上の責任：戒告、歯科医業の停止などの行政処分（歯科医師法7条2項）。
  - ・刑事上の責任：診療録の記載・保存義務違反（歯科医師法31条の2、23条）や証拠隠滅罪（刑法104条）の成立（東京地判平成16年3月22日判例集未登載）。

- このため、カルテの改ざんと疑われるおそれのある行動は、避けるべきである。カルテの記載の修正や追記の必要があれば、たとえば、元のカルテに直接書き込むのではなく、別の書面に訂正すべき事項を記載するなどの方法をとることが適当であろう。

甲府地判平成16年1月20日 出産後に母子ともに死亡した事例である。母親の死亡に関する医師の過失は否定された。しかし、裁判所は、医師による診療録の改ざんを含む証明妨害行為によって遺族が精神的損害を被ったとして、慰謝料として1500万円の支払いを命じた。

歯科医師法7条2項
→ 総論 I 3

歯科医師法31条の2 次の各号のいずれかに該当する者は、50万円以下の罰金に処する。
一 ……第23条の規定に違反した者

(証拠隠滅等)
刑法104条 他人の刑事事件に関する証拠を隠滅し、偽造し、若しくは変造し、又は偽造若しくは変造の証拠を使用した者は、3年以下の懲役又は30万円以下の罰金に処する。

東京地判平成16年3月22日 被告人（医師）は、ともに手術を担当した別の医師の過失が疑われる状況において、他の共犯者とともに、カルテ類を書き換えたり、新たに作成したり、その原本を持ち去るなどした。裁判所は、被告人について証拠隠滅罪の成立を認め、有罪（懲役1年、執行猶予3年）の判決を下した（確定）。

歯科医師の視点

1 う蝕が発生した原因について

- 裁判では適切なブラッシング指導がなされたかどうか？が主な争点とされているのがとても残念である。裁判所は「動的矯正期間におけるよりも、保定期間は一層丹念にブラッシングを行わなければならないことを十分に指導すべき診療契約上の義務（債務）を負うというべきである」「歯の裏側に装着するものであって、この装置の周辺部分は外側から見えにくいことから、この部分は虫歯になりやすい環境にある」と判示した。しかし、動的矯正期間よりも保定期間の方がう蝕に罹患するリスクが高いというのは筆者としては受け入れ難い。一般的に動的矯正期間はマルチブラケットが歯に装着され、その形状や仕組みは保定装置よりもかなり複雑でブラッシングの難易度は高い[3]。保定期間に装着する保定装置の形状は非常にシンプルでプラークの付着は少なく、口蓋側であってもブラッシングの難易度は高くない[4]。したがって保定期間の方が動的矯正期間の方がう蝕に罹患するリスクは低いはずである。

- それではなぜ、う蝕が発生したのであろうか？ 細菌は歯ブラシだけで取り除くのは難しく、歯磨きをしていれば虫歯が防げるという常識は現在では正しくないことが分かっている[5]。さらに生物医学的原因だけでなく、社会環境・生活環境の重要性が認識されつつある。虫歯ができる個人の要因としては細菌（歯磨き）、糖質（食生活）、歯の質（フッ化物）・唾液（pH緩衝能）などが複雑に絡み合っている。おそらく保定期間に入ってから患者Xの生活環境、特に食生活が大きく変化したのではないだろうか？ 動的矯正装置が外れることで食事が食べやすくなり、患者の食生活が変化することは十分考えられる。ショ糖の摂取量や間食が多ければ、唾液の緩衝能は低下し、う蝕発生リスクは大きくなる。つまりう蝕の発生の原因はブラッシング不良ではなく、食生活の変化にある可能性が高い。

- よって患者自身の生活環境が原因でう蝕が発生したという論点になれば、ブラッシングに対しての歯科医師Yの説明・指導義務違反が認定されなかったかもしれない。たしかに、生活習慣の悪化は患者責任であるかもしれないが、食生活の改善を説明・指導する義務が歯科医師にはあるだろう。さらに、プラークの付着状況などをみてう蝕発生リスクが高いと感じたならば、保定装置を固定式から可撤式に変更することを患者に提案すべきであった

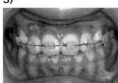

3) 動的矯正期間中に装着するマルチブラケットは構造が複雑であり、プラークは付着しやすく、ブラッシングも難易度が高い。

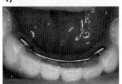

4) 保定期間中のリテーナー（保定装置）は構造が単純でプラークが付着しにくく、ブラッシングの難易度は低い。しかも口蓋側や舌側に装着するため、唾液の自浄作用も働きやすい。

5) 東北大学大学院 歯学研究科 口腔保健発育学講座 国際歯科保健学分野 相田潤氏によると、虫歯というのは細菌が糖質をもとに作り出す酸によって歯を溶かすことで生じる。とくに細菌は歯ブラシだけで取り除くのは難しく、歯磨きをしていれば虫歯が防げるという常識は現在では正しくないことが分かっている。さらに生物医学的原因だけでなく、社会環境・生活環境の重要性が認識されつつある。虫歯ができる個人の要因としては細菌（歯磨き）、糖質（食生活）、歯の質（フッ化物）・唾液（pH緩衝能）などが複雑に絡み合っている。

と筆者は考える[6]。

2 カルテの改ざんについて

- 本件においてブラッシング指導をしていたかどうかがカルテに記入されておらず、カルテに後から加筆した疑いがあると裁判所は考え、証拠の信ぴょう性を認めなかった。カルテの改ざんについては、民事上、行政上、および刑事上の責任を負う可能性があるため、決して行ってはいけない。日ごろから患者に指導した内容は必ずカルテに記載することを心掛けねばならない。

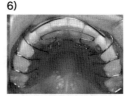

[6]
取り外しのできる可撤式保定装置なら食事中は外すことができるので、プラークは付着しにくく、ブラッシング時も外して行うので、ブラッシングは容易である。

事例のポイント

◎歯列矯正を目的として、歯の裏側に固定式保定装置を装着するという保定治療を行っている間は、同装置の周辺部分の状況について十分に診察し、必要に応じてう蝕防止のために適切な説明、指導を行うことも、歯科医師の診療契約上の義務である。

◎説明、指導を行った場合には、カルテにその旨を記載しておく必要がある。その際、「Br」等の略語の記載ではなく、診療当時の患者との具体的なやり取りを記載しておくべきである。

今日からのルーティンワーク

□ 保定期間に入っても動的矯正期間と同様にプラークの付着などを十分観察し、虫歯の発生リスクのチェックを怠らない。
□ ブラッシング指導だけではなく、虫歯のリスクに応じて、カリエス発生の機序や食生活の指導を行う。
□ ブラッシング指導などを行った場合は必ずカルテに記載する。

〔松田育子・花田真也〕

事例 i インプラント治療にあたって要求される注意義務

モデル裁判例 東京地判平成 20 年 12 月 24 日判例集未登載

関係者　X：患者
　　　　　Y：歯科医師

事例の概要

平成 14 年 2 月 2 日
　Y は、X の左下 5 番について、抜歯、歯根嚢胞摘出の処置をした。

……同年 2 月 13 日
　Y は、次の診査等を行った上で、左下 5 番の歯に相当する部分（以下、「左下 5 番相当部」という）に対して、インプラント手術（以下、「本件手術」という）を行った。

(1) 術前の口腔内の診査
　Y は、本件手術に先立ち、パノラマレントゲン写真（オルソパントモグラフ）およびデンタル X 線写真を撮影し、パノラマレントゲン写真上にメジャーテープを当てて、下顎管ないしオトガイ孔までの距離（インプラント体を埋め込むべき深さ）を測定し、骨の幅について、触診や口腔内所見（肉眼）により確認した。なお、CT は撮影しなかった。

(2) インプラント体の選択
　Y は、抜歯前において X には左下 5 番の根尖部分に骨破壊像があったことから、その部分には骨組織が存在しないと考え、左下 5 番相当部に埋入するインプラント体（人工歯根）を歯槽骨に保持させるために、通常よりも長い、長さ 18 mm のインプラント体を選択した。

(3) 本件手術
　Y は、左下 5 番相当部に麻酔およびドリリングをした上、左下 5 番相当部に太さ 3.8 mm・長さ 18 mm のインプラント体 1 本を埋入した。

……同年 2 月 26 日以降
　本件手術後、X が左下口唇から左オトガイ部にかけて麻痺感があると訴えたことから、Y の歯科医院において、左下 5 番相当部のインプラント体が除去された。その後、X は、別の医療機関において、左側三叉神経第 3 枝知覚異常（オトガイ神経領域）、複合性局所疼痛症候群（左下口唇、オトガイ部）などと診断された。また、X は、抑うつ状態の診断を受けた。

事例解説

1　はじめに

- この事例は、モデル裁判例をアレンジして作成したものである。

2　患者側の主張

- 患者（X）は、歯科医師側（Yが勤務する歯科医院を開設する医療法人）に対して、治療費、休業損害、逸失利益および慰謝料等として約1940万円の支払いを求めた（民法415条）。Xは、本件手術に関して、Yには次の義務違反があり、これにより左下歯槽神経が損傷したと主張した。

  ①手術前にCTを撮影せず、下顎管ないしオトガイ孔までの距離を正確に把握しなかった。

  ②本件手術の手技の関する義務違反

  　②-1：長すぎるインプラント体（18 mm）を用いた。

  　②-2：十分な角度をつけてドリリングやインプラント体埋入をしなかった。

（債務不履行による損害賠償）
民法415条
　→ 総論Ⅰ3

3　歯科医師側の主張

- Xの各主張に対するYの主張は、それぞれ次の通りである。

  ①インプラント手術前にCT撮影を行うことが本件手術当時の医療水準となってはおらず、CT撮影を行う義務を負わない。

  ②18 mmのインプラント体を左下5番相当部に埋入するにあたり、十分な角度をつけてドリリングやインプラント体埋入をしなかったため、オトガイ孔近接を生じさせたことについて、注意義務違反があることは認める。

4　裁判所の判断

(1) Xの主張①について

- Xの主張①に関して、裁判所は、次の通り、注意義務違反とはいえないとした。

  インプラント体がオトガイ神経を損傷しないよう「下顎管やオトガイ孔からインプラント体先端部までの適切な距離を取るため、CT撮影による三次元的診断を行うことが望ましいとはいえるものの、他方、メジャーテープを用いたパノラマレントゲン写真により距離を確認するのも有用であるとされていることが認められる」ところ、Yは、「本件手術に先立ち、パノラマレントゲン写真及びデンタルX線写真を撮影し、パノラマレントゲン写真上にメジャーテープを当てて、下顎管ないしオトガイ孔までの距離を測定し、骨の幅について、触診や口腔内所見（肉眼）により確認した」ため、Yに、「下顎管ないしオトガイ孔までの距離を正確に把握せずに本件手術を行った注意義務違反があるとは認められない」。

  つまり、歯科医師には、下顎管ないしオトガイ孔までの距離を正確に把握する義務があったが、その義務を履行するための具体的な方法としては、診療当時、CT撮影およびメジャーテープを

用いたパノラマレントゲン撮影が存在しており、いずれも医療水準として確立していた。それゆえ、このうちYがメジャーテープを用いたパノラマレントゲン撮影を選択したことは、結局Yの裁量権の範囲内であったということである。

(2) Xの主張②-1について

- Xの主張②-1（インプラント体の選択）に関して、裁判所は、Yが選択した「18 mmのインプラント体」は、「左下5番相当部に埋入するインプラント体としては」「通常よりも長い」が、かかる「インプラント体を用いたこと自体が過失であるとはいうことができ」ないとして、注意義務違反とはいえないとした。
- 確かに、診療当時、「インプラント植立時の下歯槽神経麻痺の予防法として……インプラント体の長い物はできる限り使用しない」という医学的知見が存在していた。しかし他方で、「インプラント体を斜めに埋入した場合（インプラント体の傾斜埋入）とインプラント体を真っ直ぐに埋入した場合とで、骨への応力、骨レベルの変化等において有意な差はないとの報告」があり、むしろ「患者の口腔内の状態によっては、通常より長いインプラント体を斜めに埋入する方法は有効である」という医学的知見が存在した。このことを踏まえて、埋入の角度等について別途検討が必要であるものの、通常よりも長いインプラントを選択したことそれ自体は注意義務違反はないとされた。

(3) Xの主張②-2について

- Xの主張②-2（埋入の際の角度不足）に関して、裁判所は、次の通り、注意義務違反であるとした。

  Yは「オトガイ孔が直下にある場合の多い左下5番相当部に18 mmという通常よりも長いインプラント体を埋入することにしたのであるから、人工歯根としてこのようなインプラント体を用いる場合には、特にオトガイ孔付近の下歯槽神経を損傷しないように、十分な角度をつけてドリリング及びインプラント体の埋入を行うべき注意義務があった」。そして、Yがかかるインプラント体を埋入するにあたり、十分な角度をつけてドリリングおよびインプラント体の埋入を行わなかったのであるから、Yには、「長さ18 mmのインプラント体をXの左下5番相当部に埋入するに当たり、十分な角度をつけてドリリング及びインプラント体の埋入を行うべき注意義務を怠った」と判示した。

(4) 結論

- 裁判所は、②-2の注意義務違反により、左オトガイ孔付近の下歯槽神経の圧迫が生じ、同神経が損傷したと判断し、Yに対し、約376万円の支払いを命じた[1]。

1) 損害の内訳は、治療費・交通費約17万円、休業損害（9日分）29万円、後遺障害慰謝料140万円、通院慰謝料160万円、弁護士費用30万円。

弁護士の視点

1 インプラント手術の神経損傷等の危険性と歯科医師の手技に関する注意義務

- 一般に「インプラント手術は、顎骨にインプラント体の埋入窩を形成し、インプラント体を埋入する手術であって、同手術を行う際には、ドリル、タッピング用器具及びインプラント体により、神経を損傷し、知覚障害等が生じることがある」。それゆえ、インプラント手術を実施する歯科医師は、インプラント手術を行う場合、ドリル、タッピング用器具およびインプラント体により、神経損傷を生じさせないよう注意して手技を行わなければならない。

2 医療水準の内容と注意義務の関係（CT撮影を行うべき注意義務）

- 歯科医師の注意義務の内容は、「診療当時のいわゆる臨床医学の実践における医療水準」（以下、「医療水準」という）が基準となる。
- 本件では、本件手術前の診査に関して、裁判所は、下顎管まで距離を確認するために「CT撮影による三次元的診断を行うことが望ましい」と認定したが、CT撮影を行わなかったことを理由に注意義務に違反したと認めなかった。このように「したほうがいい」治療を行わなかったからといって、医療水準を下回るとは限らない。医療水準として「しなければならない」治療を行わなかった場合には、医療水準を下回ることになり、注意義務違反となる。
- 歯科医師は、実施予定の診療行為が、「したほうがいい」ものなのか、法的に「しなければならない」ものなのか、厳密に判定して診療にあたるわけではないであろう。ただ、歯科医師としては、実際の診療において、「したほうがいい」と考える診療行為があるときは、これを行うよう心掛けるべきである。結果的に、良好かつ適切な医療の提供の実現に資するし、注意義務違反があるとされる可能性を減少させることにつながる。
- なお、医療訴訟においては、あくまで「診療当時」の医療水準が検討対象となる。モデル裁判例においても、手術が行われた平成14年2月時点での医療水準が論じられている。臨床医学は、日々進歩していることから、モデル裁判例の示した医療水準が確定したものであると捉えてはならない。医療水準の内容が変化している可能性があることに注意すべきである。

医療水準
⇒ 総論Ⅲ3

説明義務
→ 総論Ⅴ

3　説明義務違反

- モデル裁判例では、説明義務違反についても判断された。簡単に触れる。
- 裁判所は、説明の範囲について、「被告（担当歯科医師）には、……原告の口腔内の状態、本件手術の内容及び必要性、本件手術による神経損傷の危険性及び予後等について」説明すべき義務があったと判示した。インプラント治療は、外科的手術を行う必要がありそれ自体侵襲の程度が高い。また、手術に伴う合併症には、神経損傷など重大なものもある。歯科医師は、インプラント治療の内容およびこれに伴う危険性等について説明をする必要がある。
- また、裁判所は、説明の程度に関し、患者が「インプラント手術に関する十分な情報に基づいて本件手術を受けるか否かを決定できるよう、相当程度詳細に説明すべき義務があった」と判示した。インプラント治療を実施する場合には、通常、高度の必要性や緊急性は認められない。このため、歯科医師は、原則として説明は詳細に行う必要がある。簡略化することは認められないことを肝に銘じる必要がある。

歯科医師の視点

1　事例の経過からみた問題点

- 術前に下顎臼歯部にインプラントを埋入するにもかかわらず、神経損傷や神経麻痺が生じる可能性があることを説明していない点が問題である。特に5番はオトガイ孔があるため、そのリスクを説明するのは必須であろう。もし可能性が低いと思われても、可能性がゼロでない限りは説明すべきである（インプラント手術に伴う下歯槽神経麻痺の発現率については後述する）。
- 左下5番の根先部に骨破壊像があったために、通常より長い18 mmのインプラント体を選択し、斜めに埋入必要があったとあるが、一歯欠損のために18 mmのインプラント体は長すぎるであろう[2]。一般的に使用されるインプラント体の長さは10 mmである[3]。根先部に骨破壊像があるのであれば、抜歯時にソケットプリザベーションを行うべきであるし、抜歯時でなくてもGBR（骨造成）後にインプラント埋入を行うべきである。平成14年という時期には、まだそのような再生療法がなされることが少なかったことが背景にあるだろうが、現在では、オールオン4などの傾斜埋入が必須の治療以外で18 mmのインプラント体を使う

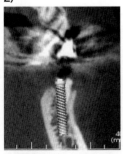

CT画像上で18 mmのインプラントでシュミレーションするとオトガイ孔に接触する。

正当性は認められないであろう。
- 神経麻痺を患者が訴え、Y歯科医院で5番のインプラント体を除去した後、Xは複数の医療機関を受診して、診断・治療を受けている。インプラント体の除去後もその経過を担当医が責任をもって診つづけるべきである。自分の歯科医院で対応できないのであれば、紹介状を書き、専門機関を紹介すべきである。そうすれば、医師と患者の関係はここまで悪化せず、訴訟まで発展しなかったかもしれない。とても残念である。

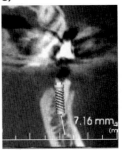

3) CT画像上で10 mmのインプラントでシュミレーションするとオトガイ孔まで7 mm以上の距離がとれる。

4) 厚生労働省委託事業「歯科保健医療情報収集等事業」「歯科インプラント治療のためのQ＆A」より引用。

> **インプラント手術に伴う重篤なトラブルの発生率と対応について** [4]
> Q1：インプラント埋入手術による下歯槽神経麻痺の発現率はどれほどか？
> A1：インプラント埋入手術後の下歯槽神経麻痺の調査方法は様々であり、発現率は、0.13%～8.5%と幅広い。これらの中には、ごく短期間の軽微な一時的な知覚障害も含まれているものと考えられる。しかし、重篤な神経損傷症例では、回復するまでに長期間を要することがあり、場合によっては、永続的な麻痺が残存してしまう可能性もあるため厳重な注意が必要である。

2 インプラント治療におけるCTの位置づけ

- 現在の日本の歯科医院ではCTがかなり普及し、「インプラント治療を行う上でCTを撮影しないと訴訟になったときに負ける」というような風潮があるが、この判例では、CT撮影を行わなかったことについては注意義務違反とされなかった（インプラント術前検査でのCTの重要性については後述する）。パノラマレントゲン写真にメジャーテープを当てて、下顎管、オトガイ孔までの距離を測り、骨の幅は触診と肉眼で確認することで、注意義務は果たしたとしている。時代背景が違うのでなんともいえないが、この判例からは必ずしもCT撮影は必要ではないという解釈もできる。筆者としては、術前にCT撮影を行い、コンピューター上で術前シミュレーションを行うことは安全にインプラント治療を行うには必要だと考えている。

5) 厚生労働省委託事業「歯科保健医療情報収集等事業」「歯科インプラント治療のためのQ＆A」より引用。

> **インプラント術前検査でのCTの重要性について** [5]
> Q1：安全なインプラント治療のための画像検査として有用なのは何ですか？
> A1：日本歯科放射線学会のガイドラインによると、初診時には口内法X線撮影やパノラマX線撮影などの単純X線撮影で予備的な画像検査を行い、必要に応じてステントを用いたX線CT撮影（歯科用CBCT、あるいは医科用CT）による画像検査を組み合わせることが推奨されている。欧米のインプラントの画像診断に関するガイドラインでは、CT撮影については多数部位のインプラント治療に適するとされている。しかし、CT撮影は撮影後に任意断面の観察が可能なボリューム（3次元）データが得られる撮影法であり、すべてのインプラント治療に適した画像情報を有している。したがって、安全なインプラント治療のための画像検査としては、単純X線撮影にCT撮影を組み合わせることが有用と考えられる。

3 この事例における対処方法

- 下顎臼歯部のインプラント治療において、可能性が低いにしても、神経損傷や神経麻痺が生じる可能性があることを説明すべきである。
- 骨破壊像がある場合にはむやみに長いインプラント体を埋入するのではなく、ソケットプリザベーションやGBR（骨再生）などの再生療法を行った後に、標準の長さのインプラントを埋入すべきである。
- 不幸にして、神経麻痺が起こってしまった場合は患者と真摯に向き合い、継続して経過を診つづけること、しかるべき専門機関に紹介状を書き、紹介することが重要である。患者との関係を破綻させないためにも専門機関との連携は必須だといえる。

🔍 事例のポイント

◎インプラント治療は、機能的、審美的観点において他の補綴治療よりも優れているといわれている。このような説明を受けた患者は、治療の成果に関して、審美的、機能的に高い水準を要求する。また、自由診療で行われるため、治療費が高額となる傾向がある。これらの事情から、ひとたびインプラント治療によって悪しき結果が生じた場合には、紛争が深刻化しやすいといえる。

◎インプラント治療に伴って、神経損傷など重大な不利益が生じるおそれがある。このため、歯科医師は、診断や手技に関して不利益が発生しないよう注意する義務を負う。モデル裁判例においては、術前の検査義務、手技に関する注意義務（インプラント体の選択、埋入角度）に関する判断が示されており、参考になる。

今日からのルーティンワーク

☐ 下顎臼歯部のインプラント治療を行う際は多かれ少なかれ、神経損傷や神経麻痺が生じるリスクがあることを説明し患者に同意をとること。
☐ CTやパノラマレントゲンを用いて適切な長さのインプラント体を選択すること。
☐ インプラント周囲に十分な骨がなければ、ソケットプリザベーションやGBR（骨再生）などの再生療法を行い、むやみに長いインプラント体を使用しない。
☐ 術後に神経麻痺等が起きた場合はその対処を継続的に行うこと。必要に応じて専門機関と協力して治療を継続すること。

〔松田育子・花田真也〕

第6章 ……… 見落とし

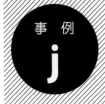

診断義務および転医義務（転医指示義務）

モデル裁判例　大阪地判平成9年3月7日判タ968号217頁

関係者　X：患者
　　　　　Y：歯科医師

事例の概要

昭和63年8月19日・同月22日（第一次治療）

(1)平成63年8月19日、X（中学1年生）は、右下5番付近から奥にかけての部位（以下、「本件部位」という）に腫脹と圧痛を感じたため、1人でYの歯科医院を訪れた。
　Yは、本件部位に膨脹と圧痛があることを認め、レントゲン撮影を行った。Yは、このとき撮影されたレントゲンフィルムから、次のことを確認した。
・右下5番の歯根の遠心部（奥歯に向かう部分）に特に黒い陰があること
・右下6番が欠損し、右下7番が歯茎に埋伏した状態であること
　Yは、Xの症状を右下7番の未萌出による歯根炎による腫脹と診断し、本件部位を消毒した。

(2)同月22日、Yは、上記歯根炎により本件部位に膿が溜まっていると考え、膿瘍を排出するため、右下7番の歯茎の付近を浅く切開した。しかし、膿瘍の排出はみられなかった。
　Yは、炎症部位がもっと深部にあるために排膿しないのではないかと考え、Xに対し、症状について説明せず、「痛みや腫れがあればすぐに来院しなさい」と告げた。

平成元年3月の各治療（第二次治療）

(1)平成元年3月23日、Xは、本件部位の腫脹および圧痛が著しくなったので、1人でYの歯科医院を訪れた。
　Yは、Yは、Xの右頬部に腫脹と圧痛を認め、右下の3番から7番付近にかけての部位について、レントゲン撮影を行った。このレントゲン検査の所見によれば、第一次治療後7か月の間に、次の変化があった。
・右下の骨透過像が拡大した
・右下7番の埋伏歯が相対的に下方に移動した
　Yは、本件部位の腫脹と圧痛の原因は、右下5番の歯根膿瘍であると考え、本件部位を洗浄し、抗生物質を投与した。

(2) 同月 27 日、Y は、X の右下 5 番の歯茎付近を切開したが、排膿がなかったため、先に投与した抗生物質の効果がなかったものと考え、再度、抗生物質を投与した。

Y は、X の症状の原因が歯根膿瘍でないことも考え、X に対し、「悪化するようならば、大きな病院で診てもらいなさい」と告げた。

(3) 同月 29 日、31 日、Y は、口腔内を洗浄し、左下 6 番と 7 番のう蝕の治療をした。

……同年 5 月 27 日以降

X は、他の病院で「右下顎部エナメル上皮腫」という確定診断を受けた。

平成元年 6 月、X は、その病院で、腫瘍等の摘出術を受け、手術に伴って右下 3 番ないし 8 番の各歯牙が除去された。しかし、腫瘍の完全な除去は、困難であったため、再発を許し、平成 4 年にも同手術を受けた。X は、その後も継続的に経過観察を受けている。

事例解説

1 はじめに
- この事例は、モデル裁判例をアレンジして作成したものである。

2 患者側の主張
- 患者側（X とその親[1]）が歯科医師（Y）に対して、腫瘍摘出手術の治療費や慰謝料等として合計約 880 万円の支払いを求めた。X 側の主張は次の通りであった。
- 第一次治療および第二次治療の各時点において、Y は X の症状がエナメル上皮腫であることを疑うことができたのに、エナメル上皮腫を疑わなかった（診断義務違反）。

仮に Y に検査設備や診断能力がないため確定的な診断ができないのであれば、Y はそれらを具備する医療機関において X に早期に診断・治療を受けさせるべきであったのに、別の医療機関で診断・治療を受けることも勧めず、漫然と放置した（転医義務違反）。

3 歯科医師側の主張
- Y は、X の主張に対して、次の通り反論した。
- 第一次治療の時点で、Y は、エナメル上皮腫を直ちに診断する義務を負っていなかった。その後、X が来院しなかったため、それ以上の診療等を行うことができなかったのであり、エナメル上皮腫の診断をしたり、さらに検査を行ったり、手術を勧告できなかったとしても、やむをえない。
- 第二次治療の時点で、診断義務と転医義務を適切に履行した。Y は、平成元年 3 月 27 日、右下 5 番の歯茎付近を切開したが排膿

---

[1] X 本人は、診療契約の債務不履行責任（民法 415 条）に基づき、腫瘍摘出手術の費用や慰謝料の支払いを求めた。他方、X の親は、不法行為責任（民法 709 条）に基づき、X の入院の付添等による休業損害の支払いを求めた。

（債務不履行による損害賠償）
民法 415 条
➡ 総論 I 3

（不法行為による損害賠償）
民法 709 条
➡ 総論 I 3

が認められなかったことから、Xの本件部位の膨脹の原因が単なる歯根膿瘍でない可能性があると考え、Xに対して、適切に転医を指示した。

4 裁判所の判断

(1) エナメル上皮腫について

- エナメル上皮腫は、正常に成長すれば歯を形成する細胞が顎の骨内に残り、それが成長して腫瘍または嚢胞を形成する「歯原性腫瘍」または「歯原性嚢胞」の一種である。裁判所の認定によれば、XがY方を受診した昭和63年8月（第一次治療時）には、既にXの右下5番遠心部にエナメル上皮腫が存在していた。

(2) 第一次治療について

- 第一次治療について、裁判所は、Yの診断義務違反を否定した。その理由は、次の通りである。
- まず、Xの病状に関しては、第一次治療の時点では、Xのレントゲン所見と症状から、「まず第一に」、「顎骨の感染性疾患が疑われる」が、「その他の疾病（腫瘍、嚢胞等）も否定できない所見」であり、「その可能性は考えておく必要」があった。
- 次に、裁判所は、Yには、「まず、顎骨の感染性炎症性疾患を疑い、その検査・治療をし、それが効を奏しなかった場合」エナメル上皮腫を含む「他の疾病を疑い、それに応じた検査等をする義務（診断義務）」を負い、「そのために必要な検査設備等がない場合には、転医を指示すべき義務」があった。
- しかし、Yは、診断義務は違反したとはいえない。Yは、Xの病気が、顎骨の感染性炎症性疾患の一種である「歯根炎を疑い、本件部位をレントゲン撮影し、さらに右下七番歯の下部の歯茎の切開を試みたが、膿瘍の排出はされなかった」。そうであれば、Yは、「その時点で、……他の疾病の可能性を考慮する必要があったし……、経過を観察するというのであれば、次回の診察予定を明確に示すべきであった」。

しかし、Yは「他の病気である可能性を考慮せず」、Xに対し、「痛みや腫れがあればすぐに来院しなさい」と述べただけであった。

ただ、Xは、第一次治療後、「第二次治療まで被告方を受診に来なかった」。それゆえ、「被告の診療行為は万全を尽くしたものとは到底言い難い」ものの、Yが直ちにXの「エナメル上皮腫を発見できなかったことについて、診断義務違反があるとまではいえない」。

(3) 第二次治療について

- 第二次治療については、裁判所は、Yが診断義務違反ないし転

医指示義務違反を認めた。その理由は、次の通りである。

- まず、Xの病状に関しては、第二次治療の際のレントゲン検査の所見から考察できる最も可能性の高い疾病は、エナメル上皮腫を含む歯原性腫瘍または嚢胞であった。
- 次に、「右下五番歯の歯茎を切開した結果、膿瘍が排出されなかった」以上、Yには、「遅くともその時点で、他の疾病の可能性を疑うべき」義務があった。そして、Yが疑うべき「他の疾病」の中にはエナメル上皮腫を含む「重大な疾病も含まれているのであるから」、Yとしては、X「ないしその両親に対し」「症状を説明したり、必要があれば転医すべきことを明確に指示すべき」義務があった。
- そして、Yはこれらの注意義務に違反した。
 Yは、Xの病気が「歯根膿瘍と診断して、その治療及び検査をしたのみであった」。また、Yは、Xに対して「悪化するようならば、大きな病院で診てもらいなさい」と述べたのみであるから「十分な診断ないし転医指示を行ったということは到底できない」。それゆえ、「遅くとも第二次治療の際には、診断義務ないし転医指示義務に違反した」。

(4) 因果関係について

- 裁判所は、第二次治療において、Yがエナメル上皮腫が発見できたとしても、Xは、腫瘍摘出術を回避することはできなかったと判断して、第二次治療における義務違反とXの損害との間の相当因果関係を否定した。このため、裁判所は、Xの請求を棄却した。

⚖ 弁護士の視点

1 診断義務

- 歯科医師は、病気に気づかなかったからといって、直ちに責任を負うわけでない。歯科医師が診断義務に違反した場合にのみ、責任を負う。
- モデル裁判例によれば、診断義務とは、「その症状を十分に観察し、必要な検査を行い、その結果等を総合して、当該疾病の病名等を可能な限り正確に推測する義務」である。診断義務の内容は、「診療当時のいわゆる臨床医学の実践における医療水準」(以下、「医療水準」という)によって定まる。つまり、歯科医師が行った診断が医療水準を下回る場合には、診断義務違反という評価を受ける。このことを、歯科医師としては知っておくべきである。

医療水準
➡ 総論Ⅲ3

2 転医義務ないし転医指示義務の意義

- 歯科医師は、診療契約に基づき、患者に対して医療水準に適った診療する義務を負う。ただ、自己の人的・物的能力との関係から、みずから医療水準に合致した診療をすることができないときは、これをすることができる医療機関へ患者を転送し、または転医のための指示、勧告、説明することもまた、歯科医師の診療契約上の義務である。
- なお、医療法1条の4第3項や保健医療機関及び保健医療養担当規則16条において、転医について言及されている。もっとも、前述の転医義務ないし転医指示義務は、努力義務にとどまるものでないし、保険医に限定されるものでない。
- 最高裁判所は、開業医には、当該患者の「一連の症状からうかがわれる急性脳症等を含む重大で緊急性のある病気に対しても適切に対処し得る、高度な医療機器による精密検査及び入院加療等が可能な医療機関へ」当該患者を「転送し、適切な治療を受けさせるべき義務があった」と判断し、医師が転送義務を負うことを認めた（最3小判平成15年11月11日民集57巻10号1466頁等）。
- 医療水準は、すべての医療機関において一律に決まるものでない（最2小判平成7年6月9日民集49巻6号1499頁参照）。歯科医師が前述の転医義務ないし転医指示義務を適切に履行することで、患者は、最初にどの医療機関を受診したとしても、医療水準に合致した医療の提供を受けることができるのである。
- 加えて、最高裁判所は、医科の事例（最3小判平成9年2月25日民集51巻2号502頁）において傍論ではあるが「開業医の役割は、風邪などの比較的軽度の病気の治療に当たるとともに、患者に重大な病気の可能性がある場合には高度な医療を施すことのできる診療機関に転医させることにある」と判示した。
- 歯科医師は、転送義務ないし転医指示義務が歯科医師、特に開業の歯科医師に課された重要な義務であることを、強く認識すべきである。

3 転送義務ないし転医指示義務が発生する時期

- 最高裁判所は、患者が「その病名は特定できないまでも、本件医院では検査及び治療の面で適切に対処することができない急性脳症を含む重大で緊急性のある病気にかかっている可能性が高いことをも認識することができた」時点において、医師は、前述の転送義務を負うと判断した（前掲最3小判平成15年11月11日）。
- 医療訴訟において、患者側が歯科医師の転送や転医指示が遅きに失したと指摘することがよくある。最高裁判所の判断を踏まえると、歯科医師は、自己の医院では検査および治療の面で適切

医療法1条の4第3項 医療提供施設において診療に従事する医師及び歯科医師は、医療提供施設相互間の機能の分担及び業務の連携に資するため、必要に応じ、医療を受ける者を他の医療提供施設に紹介し、その診療に必要な限度において医療を受ける者の診療又は調剤に関する情報を他の医療提供施設において診療又は調剤に従事する医師若しくは歯科医師又は薬剤師に提供し、及びその他必要な措置を講ずるよう努めなければならない。

保健医療機関及び保健医療養担当規則16条 保険医は、患者の疾病又は負傷が自己の専門外にわたるものであるとき、又はその診療について疑義があるときは、他の保険医療機関へ転医させ、又は他の保険医の対診を求める等診療について適切な措置を講じなければならない。
（なお、「保険医」には、厚生労働大臣の登録を受けた歯科医師が含まれる（健康保険法64条））。

最3小判平成15年11月11日 患者が急性脳症のため死亡した事例。最高裁は、開業医に患者を高度な医療を施すことのできる適切な医療機関へ転送すべき義務があると判断した。

最2小判平成7年6月9日 未熟児網膜症の事例。最高裁は、「ある新規の治療法の存在を前提にして検査・診断・治療等に当たることが診療契約に基づき医療機関に要求される医療水準であるかどうかを決するについては、当該医療機関の性格、所在地域の医療環境の特性等の諸般の事情を考慮すべきであり、右の事情を捨象して、すべての医療機関について診療契約に基づき要求される医療水準を一律に解するのは相当でない」と判示した。

> 最3小判平成9年2月25日 開業医が患者に多種類の風邪薬を投与し、患者がその副作用で顆粒球減少症にかかり、死亡した事例。最高裁は、開業医の役割について言及した。

に対処することができない何らかの重大な病気に罹患していると疑った場合には、速やかに転送および転医の指示を行うべきである。

4 転医指示の方法

- 歯科医師に要求される転医指示の具体的な方法は、患者の病態、疑われる病気の重大性、年齢、判断能力等を考慮して定まる。歯科医師は、患者本人の年齢、理解力等を前提にして、患者本人が診療の内容が理解できなかったり、自分で適切な医療機関を受診することが期待できない場合には、患者が医療機関を受診できるよう、適切に指示しなければならない。
- モデル裁判例は、患者が小学生ないし中学生の場合の転医指示の方法について、「父兄等を同伴せず一人で受診しに来ている場合」は、患者に対して指示するのでなく、「右患者の父兄に対し、直接、面談したり、あるいは、右患者に書面を交付するなどして、右患者の父兄に転医を指示する措置を講じるべき」と述べており、参考になる。

歯科医師の視点

1 事例の経過からみた問題点

- 本事例は右下5番に腫脹と圧痛を感じ来院したXに対し歯科医師Yが歯根膿瘍であろうと診断し消毒や投薬を行い、排膿処置を試みるも症状の改善がみられず、患者が他院を受診し歯根膿瘍ではなくエナメル上皮腫であったことが分かった事例である。
- 初診で来院した時、レントゲンフィルムの撮影を行っているが、これは部分的なレントゲン写真であり、おそらくパノラマレントゲン写真を撮影していなかったのだろう。エナメル上皮腫を部分的なデンタルレントゲン写真で判断できなかったのは仕方ないかもしれない。Xは右下6番欠損で7番は歯冠部分が近心に向いた状態で埋伏しており自力での萌出は困難であるので、このことについても説明をしておく必要がある。中学生にもなると親が子供の口の中を見る機会はなくなるので、歯の本数が少ないことに気づいていないケースも多いからである。
- 初診でXが来院した時、YはXの症状は根尖性歯周炎であろうと判断し消毒を行っている。その3日後に本部位に膿が溜まっているのと判断し膿瘍排出のため切開を行うが、膿瘍の排出はみられなかった。Yはこの時歯茎の下ではなくもっと深部（顎骨の中）に膿瘍が溜まっているのだろうと考えている。それならば今

後の経過を診ながら、必要に応じて根管治療を行うために次回の予約をとる必要性があったはずである。にもかかわらず、「痛みや腫れがあればすぐ来院しなさい」と告げただけでこの日の処置を終えている。

- 次回Xの来院まで7か月の期間があき、7か月後に再度レントゲンフィルムを撮ると、第一次治療のころよりも大きな黒い影がXの右下5番の歯根付近にあるのを認めている。この時点でもっと大きな範囲を診るためにパノラマレントゲンを撮影すべきであったと思われる。その日は洗浄、抗生物質の投薬を行い、4日後の経過で膿瘍排出のため再び切開を試みるが、また排膿はなかった。この時点でYはXの症状の原因が歯根膿瘍ではないことを考えているが、具体的な病院を紹介したりする措置をとらず、「悪化するようならば、大きな病院で診てもらいなさい」と声かけだけを行っている。この時点で先に下した自分の診断に疑問を抱いたのであれば、しかるべき専門機関に紹介状を書いて紹介すべきである。
- またXは常に1人でY医院を訪れているが、やはりまだ中学生ということもあるので保護者に現状の説明と今後の対策や治療方針についてなどの説明が必要であろう。中学生にもなると1人で歯科医院を受診する子も多いが、まだ親の保護下にあるのでしっかりと親との意思疎通や連携を図ることが重要である。

2 転医指示義務について

- 医師は患者に対し医療水準に適った医療行為を行う義務があり、自院での人的、物的能力との関係からみずからこれを行うことができないときは、これを行うことができる医療機関へ患者を転送する義務がある。
- つまり、医師ら医療の担い手は、患者の症状に見合った良質かつ適切な医療を提供できるように努力することが要求されており、自院においてこれらができそうにないのであれば、より専門性のある医療機関に患者を誘導するべきである。本事例に関しても論点になっている、Xのエナメル上皮腫の手術は避けられなかったであろうが、Yの行動によりエナメル上皮腫の早期発見につながるポイントはたくさんあっただろう。歯科医師においても医療法において転医指示義務を担っていることをしっかり覚えておきたい。
- 日常心掛けていることとして、患者の主訴がもし自院で可決できそうにないなら、専門医を紹介したり口腔外科での精査を依頼するようにしている。その方が患者も私自身も安心であるし、安全であろう。何もすべて自分自身で解決する必要などなく、

もっと詳しい専門科や経験豊富なベテラン歯科医師に頼るのも1つである。

🔍 事例のポイント

◎医療水準を下回る診断を行った結果、病気の見落としがあった場合、歯科医師は、責任を負う。
◎歯科医師は、転送義務および転医指示義務を負う場合がある。患者が重大な病気に罹患している疑いがあり、自己の歯科医院において検査および治療の面で適切に対処することができないおそれがある場合には、歯科医師は、速やかに転送や転医の指示を行う必要がある。

今日からのルーティンワーク

□撮影範囲の狭いデンタルレントゲン写真だけでなく、必要に応じてパノラマレントゲン写真を撮る。
□処置後に症状の改善がみられたか、経過の確認を必ず行う。
□症状の改善がみられない場合や一般歯科の範疇を超えている場合などはしかるべき専門機関と連携して治療を行う。
□中学生、高校生は保護者にも説明を行い意思疎通や連携をとる。

〔松田育子・伊地知慧〕

エナメル上皮腫

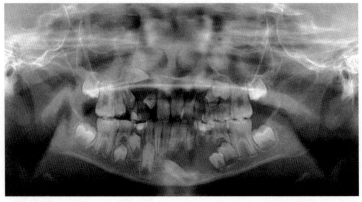

第7章 患者に対する説明

事例 k 説明義務の内容（範囲）

モデル裁判例　東京地判平成12年12月8日判タ1108号225頁

関係者　X：患者
Y：歯科医師

事例の概要

平成4年5月1日

Xは、Yに対し、左右下1番間の隙間や咬み合わせが悪いことなどを訴え、歯並びについて審美的改善を行いたいという希望を伝えた。

Yは、Xを診察、検査し、下顎関節頭の形態が顎関節症になりやすいものであること、歯ぎしりの痕跡があること、上下の前歯が垂直ではなく前方に突出しており、開咬であって咬合不良であるために顎に負担がかかる状態になっていることなどを確認した。

また、Yは、Xの左右下1番の間に隙間が発生していると診断した。

・・・・・・・同日以降

一部の歯に慢性化膿性歯根膜炎があることが発見されたため、Xの希望する審美的改善を行う前に、Yは、歯根膜炎の治療を行った。この間、Yは、Xに対して、開咬等の審美的改善のための治療方法として上顎の前歯を矯正して挺出させる方法があり、その費用は30万～40万円であること、左右下1番間の隙間については左右下4本の歯を抜髄する方法があることを説明した。しかし、Xは、審美的改善だけが目的であれば、説明された治療を行うまでの必要はないと考え、矯正治療を希望しなかった。

・・・・・同年6月4日

Xは、口の開閉時に顎関節付近に痛みを感じる等とYに訴えた。

Yは、顎関節症が発症したと診断し、Xに対し、顎関節症の治療のため、スプリントの装着による治療を行った。

・・・・・同年7月3日以降

スプリント治療の結果、Xの開口量は回復し、痛みもほぼ治まった。しかし、Yは、スプリントを外すと開口障害が再発するおそれがあると判断し、スプリントの装着を継続した。かかる状況の下、Xは、Yに対し、スプリント装着以外の治療方法を尋ねたところ、Yは、Xに対し、Xの症状に適した治療方法としてフルマウスリハビリテーション術があることおよびその費用が約200万円であることを説明

した。
Yは、Xに対して、フルマウスリハビリテーション術について何度か、次のように説明をした。
フルマウスリハビリテーション術は、咬合を改善し、歯冠を連結するために必要な範囲で、疾患のない歯についても相当数の歯の神経を取り（抜髄）、歯冠を削るもので、同施術後は施術前よりも歯周病になりやすくなるおそれがあるが、人工的に歯冠を形成し、連結するために理想的な咬合になる。

……同年末ころ
Xは、顎関節症を治療するためには咬合の悪さを治療する必要があるのではないかと考えており、Yによる説明を受けて、顎関節症を根本的に治療するための方法としてフルマウスリハビリテーション術を勧められたと考え、同施術が顎関節症を治癒するための最善の治療方法であると考えた。このため、Xは、Yに対し、本件治療を受けることを承諾した。

平成5年1月26日～9月7日
フルマウスリハビリテーション術を実施した（以下、「本件治療」という）。本件治療において、Yは、Xの健全な9本の歯を抜髄し、奥歯を除く上下合計23本の歯について歯冠のかなりの部分を削合するなどした。
本件治療により、Xの開咬や左右下1番の間の隙間は改善した。しかし、本件治療後もXには咬合時の違和感が残り、ブラキシズム防止目的のスプリントの治療が継続された。また、Xは、歯周病に罹患した。

事例解説

1 はじめに
- この事例は、モデル裁判例をアレンジして作成したものである。

2 患者側の主張
- 患者（X）は、歯科医師（Y）に対して、本件治療費や慰謝料等として、約730万円の支払いを求めた（民法709条）。Xは、Yには次の義務違反があると主張した。

  ①本件治療は、顎関節症の治療のみを目的として行われたものである。しかし、本件治療には、顎関節症の治療としての効果が認められず、Yは、必要性のない本件治療を選択した。

  ②Yは、治療をしなかった場合の予後等をまったく説明せず、また、代替可能な他の治療方法について誤った説明をした。

（不法行為による損害賠償）
民法709条
➡ 総論Ⅰ3

3 歯科医師側の主張
- Yは、Xの主張に対して、それぞれ次の通り反論した。

  ①そもそも、Xの顎関節症は、本件治療を行う前に完治しており、Yは、Xの審美的改善の要求に応えるため、本件治療を提案した。開咬を審美的に改善し、これによる咬合調整が顎関節

症の再発防止にも効果があることから、本件治療を行ったものであり、治療法の選択に誤りはない。

②本件治療の具体的内容について十分な説明をした。

4　裁判所の判断

(1) フルマウスリハビリテーション術について

- フルマウスリハビリテーション術は、「自然歯の上に咬合的にも審美的にも理想的な人工の歯冠修復物を被せることにより全顎的な咬合の再構成を行う」治療である。裁判所はこれについて、「当時、歯科医師の間で、そしゃく機能障害、……審美性の改善などに対する治療方法の一つとして認知されており、咬合異常や審美性の改善のための治療として同施術を行った事例が審美歯科医療に関する文献等において紹介されていた」と認定した。

(2) 治療の目的について（Xの主張①）

- 裁判所は、①本件治療が顎関節症の治療のみを目的として行われたというXの主張を否定した。裁判所は、Yが本件治療の目的を次のものと捉え、本件治療をXに提案したと認定した。

  Ⅰ　Xの開咬を改善し、その審美的改善についてのXの要望を満たす（咬合の審美的改善）

  Ⅱ　咬合が改善されれば顎への負担が減り、顎関節症の再発防止にも効果がある（顎関節症の発症予防）

- また、裁判所は、次の通り判示し、①Yが本件治療を選択したことについて注意義務違反を否定した。「当時の原告の症状（特に開咬等の咬合不良の症状）や本件治療の結果をみれば、……フルマウスリハビリテーション術の一般的治療内容及び効用に照らし、被告が原告に対し本件治療を行ったこと自体が原告の症状に対する治療方法として明らかに不適切であったと評価することもできない」。

(3) 説明義務について（Xの主張②）

- 裁判所は、次の通り判示したうえ、②Yの説明に関して、「本件治療の目的、これが提案された理由及びその必要性についての被告の説明が不十分、不明確であった」と評価した。

- そもそも、Yが本件治療を提案した時点では、Xは、顎関節症の症状がほぼ治まったにもかかわらず、スプリント装着が続いており、「審美的改善よりも現実に発生している身体的苦痛を解消するために必要な医学的処理を求めて」いた。

- また、裁判所は、当初開咬等の審美的改善を希望していたXが矯正治療を断ったこと、その後顎関節症を発症したこと等を含む治療の経過を認定した上で、Yは、Xから「顎関節症に対するスプリントによる治療中に右治療方法以外の治療方法の存否

を尋ねられたのであるから」、その時点でXの要望を認識できる状況にあったと認定した。
- しかし、Yは、Xに対して、「開口障害はスプリントの装着により治癒しているため、審美的改善を行わず、顎関節症の治療だけを行うのであればフルマウスリハビリテーション術を行う必要はないことや、同施術が審美的改善を主たる目的とするもので、顎関節症の治療としては付随的効果を有するにすぎないものであることを明確には説明しなかった」。YがXに行った説明は、本件治療は、「咬合を改善し、歯冠を連結するために必要な範囲で、疾患のない歯についても相当数の歯の神経を取り（抜髄）、歯冠を削るもので、同施術後は施術前よりも歯周病になりやすくなるおそれがあるが、人工的に歯冠を形成し、連結するために理想的な咬合になる」という内容にとどまった。
- 裁判所は、XがYの説明を受け、本件治療が顎関節症の根本的治療のための方法であると誤解したと認定した。裁判所は、Yは、「本件治療を行うに当たり、原告から有効な承諾を得るために行うべき本件治療の目的や必要性についての明確で十分な説明を怠り、本件治療の目的や必要性についての正しい認識に基づく原告の有効な承諾を得ることなく本件治療を行った」と判示し、Yに対して、約230万円の支払いを命じた[1]。

1) 損害の内訳は、本件治療費約180万円、慰謝料30万円、弁護士費用20万円である。

⚖️ 弁護士の視点

説明義務
→ 総論Ⅴ

1　説明義務の意義
- 説明義務は、患者の自己決定権の行使を保障するためのものである。自己決定権とは、人が自分らしく生きる権利である。患者がある診療行為を受けるか否か決定する際には、「自分らしく生きること」にかかわる選択を行っている。患者がみずからの意思で当該診療行為を受けるか否かを決定することができるよう、歯科医師は、患者に対して、当該疾患の診断結果、実施予定の診療行為の内容や危険性などを説明する義務を負う。

2　説明の範囲
- 最高裁判所は、説明義務の範囲（説明事項）を、次のようなものと考えている。「医師は、患者の疾患の治療のために手術を実施するに当たっては、診療契約に基づき、特別の事情のない限り、患者に対し、当該疾患の診断（病名と病状）、実施予定の手術の内容、手術に付随する危険性、他に選択可能な治療方法があれば、その内容と利害得失、予後などについて説明すべき義務がある」

（最３小判平成13年11月27日民集55巻6号1154頁）。

3　予防的治療の場合の説明の範囲等

- 本件では、Xの顎関節症の開口障害は、本件治療に先立つスプリント治療によって治癒していた。このため、本件治療は、顎関節症との関係では、その症状の発生を予防することを目的とした治療（予防的治療）であった。
- 最高裁判所は、予防的治療を行う場合における説明の範囲と説明の仕方について、次のように考えている。「医師が患者に予防的な療法（術式）を実施するに当たって、医療水準として確立した療法（術式）が複数存在する場合には、その中のある療法（術式）を受けるという選択肢と共に、いずれの療法（術式）も受けずに保存的に経過を見るという選択肢も存在し、そのいずれを選択するかは、患者自身の生き方や生活の質にもかかわるものでもあるし、また、上記選択をするための時間的な余裕もあることから、患者がいずれの選択肢を選択するかにつき熟慮の上判断することができるように、医師は各療法（術式）の違いや経過観察も含めた各選択肢の利害得失について分かりやすく説明することが求められる」（最２小判平成18年10月27日判タ1225号220頁）。
- この最高裁判所の見解に従えば、歯科医師は、次の①②の点に留意する必要がある。
    ①予防的治療を行おうとする歯科医師は、他の治療法の内容や利害得失だけでなく、経過観察を選択した場合の利害得失、すなわち、何も治療を行わない場合に予想される経過についても、説明しなければならない。裁判所は、説明の省略に合理性を認めないおそれがある。このため、省略せずに説明しなければならない。
    ②また、患者が熟慮の上判断することができるよう、歯科医師が説明してから患者の同意を得るまで、患者に十分時間を与えるよう配慮しなければならない。

4　治療を行う目的が複数存在する場合の説明
(1) 必要性に関する説明
- 歯科においては、単に疾患の治癒や症状の消失・改善を図るという目的のほか、発声、発語や咀嚼などの機能の回復・改善（機能性）を図るという目的や美しさを獲得・維持（審美性）するという目的からも、治療が行われることがある。
- 複数の目的を実現するために、ある治療法を行う場合には、歯科医師は、目的ごとに当該治療の必要性を検討し、これを患者に対して説明すべきである。なお、モデル裁判例では、歯科医師が「本件治療の目的や必要性についての明確で十分な説明を怠」っ

最３小判平成13年11月27日　乳がんに対する乳房温存療法に関する事例
→ 基本事例2

最２小判平成18年10月27日　未破裂脳動脈りゅうに対し、その破裂を防ぐため予防的な療法（術式）としてコイルそく栓術が行われた事例。当時、未破裂脳動脈りゅうに対して、医療水準として確立していた療法（術式）としては、開頭手術とコイルそく栓術があった。最高裁は、説明義務違反を否定した原判決を破棄し、審理を尽くさせるために原審に差し戻した。差戻審（東京高判平成19年10月18日判タ1264号317頁）は、医師らが、コイルそく栓術では、動脈りゅうが破裂した場合に救命が困難であることを分かりやすく説明したとまでは認められず、しかも、熟慮する機会を与えられたといえないとして説明義務違反を認めた。

たとして、その責任を認めた。ただ、注目すべきは、裁判所が判断する際、患者の要望とそれについての歯科医師の認識に齟齬が生じており、歯科医師は、かかる認識の齟齬に気づきえた状況にあったことを相当考慮した点である。このため、目的ごとに治療の必要性を説明しなかったからといって、直ちに説明義務違反となると考えるのは行きすぎである。とはいえ、歯科医師としては、説明しておくに超したことはない。

(2) 選択可能な治療法に関する説明

- 前述の通り、実施予定の治療法と目的を共通にするほかに選択可能な治療法がある場合、歯科医師は、当該選択可能な治療法について、利害得失を説明しなければならない。そして、治療を行う目的が複数ある場合には、歯科医師は、目的ごとに選択可能な治療法がないかを検討する必要がある。また、私見では、選択可能な治療法に関する説明を行うにあたっては、患者の理解を助けるために、どの目的との関係で選択可能な治療と位置づけられるのかを明らかにした上で説明をすべきであると考える。

(3) 本件事例の考察

- 本件治療の目的に着目して、Yが説明した内容について検討する。Yは、Ⅰ咬合の審美的改善とⅡ顎関節症の発症予防という2つの目的から、本件治療をXに提案した。しかし、Yは、本件治療が「咬合を改善」するものであって「理想的な咬合となる」という説明をしたにとどまり、「同施術を提案する理由が主として開咬等を審美的に改善することにある」(Ⅰ咬合の審美的改善)という踏み込んだ説明を行わなかった。また「顎関節症の治療のためだけであればフルマウスリハビリテーション術をする必要はないこと」(Ⅱ顎関節症の発症予防)を告げなかった。裁判所は、本件治療の目的や必要性等に関するYの説明が不十分、不明確だったと判断し、選択可能な治療法の有無等について判断をするまでもなく、説明を怠ったと評価した。

5 説明事項を網羅的に説明することのメリット

- 患者の要望を歯科医師が正確に認識することは、診療の出発点である。しかし、医師が患者の要望を正確に認識することは、困難な場合も少なくない。たとえば、治療対象となりうる疾患や身体的特徴が複数存在する場合(治療の過程で新たな疾患が発見された場合を含む)や、治療が長期にわたるなどして患者の要望が変容している場合である。

- 本件でも、Xの要望とそれについてのYの認識との間に齟齬があった。そもそも、Xの要望は、次の通りであり、初診時と本件治療前とで変容していた。

初　診　時：主として歯並びの審美的改善を希望
　　本件治療前：審美的改善よりも顎関節症の治療に伴う身体的
　　　　　　　　苦痛から解放されることを希望
しかし、Yは、本件治療について説明を行う際に、Xが当初、審美的改善を希望したことを念頭に置いていた。

- 既に患者の要望と歯科医師の認識に齟齬が生じている場合であっても、歯科医師は、説明すべき事項を網羅的に説明することで、治療を実施する前に認識の齟齬に気づきうる。つまり、患者が歯科医師の説明を受け、これに違和感があった場合、患者は、歯科医師に対して質問をする等反応を見せる可能性があり、歯科医師が実際の患者の要望に気づくきっかけとなりうる。この意味でも、治療の目的を含む説明すべき事項を網羅的に説明することは有益である。

歯科医師の視点

1　歯科医師の治療結果に対しての責任について

- 患者Xの症状（特に開咬等の咬合不良の症状）や本件治療の結果をみればフルマウスリハビリテーション術の一般的治療内容および効用を考えると歯科医師Yが本件治療を行ったことが明らかに不適切であったと評価することもできないとして、歯科医師Yの過失を認めなかった。フルマウスリハビリテーションを行った後、患者Xには咬合時の違和感が残り、ブラキシズム防止目的のスプリントの治療が継続され、歯周病に罹患したが、この治療結果の責任については裁判では認められなかったのである。一般的に患者は歯科医師に治療結果の責任を負わせたがり、歯科医師は治療結果の責任を負わねばならないと考えがちであるが、裁判所の判断はそうではないことが分かる。治療に対しての患者の身体の反応にはさまざまな要素があり、正しく診断され、適応が守られていれば、治療結果に対して歯科医師は責任を負うことはできないし、負う必要がないのである。

2　歯科医師の説明義務について

- フルマウスリハビリテーションを行うにあたっての患者の要望と歯科医師の認識の不一致が裁判では問題とされている。患者は顎関節症を根本的に治療することを目的として行われたと考えている。一方、歯科医師Yは患者のもともとの主訴である審美的改善と顎関節症の再発防止のために、フルマウスリハビリテーションを提案したとしている。これが、歯科医師Yがその

2）治療例
[術前]

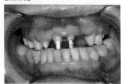

天然歯の支台歯形成や抜髄を伴うフルマウスリハビリテーションは不可逆的な処置であり、侵襲性の高い治療である。

[術後]

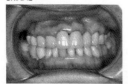

歯科医師が考える理想的な咬合を与えても、本件のように患者の求める結果を得られない場合もあることを歯科医師は認識すべきである。

治療結果への責任を回避するためのものならば、裁判としては逆効果である。逆に歯科医師Yがフルマウスリハビリテーションは顎関節症を根本的に治療することを目的として行ったとすれば、患者の要望と医師の認識は一致しており、説明義務違反は問われなかったであろう。

3　紛争を起こさないためには

- このような紛争を起こさないためには、それぞれの歯科医師に技術の差はあるだろうが、フルマウスリハビリテーションで歯科医師が考える理想的な咬合を患者に与えても、本件のように患者が求める治療結果を得ることができない事例があることを認識すべきである。
- フルマウスリハビリテーションのような天然歯の支台歯形成や抜髄などの侵襲が大きい治療では、患者の希望に照らし合わせて、オーバートリートメントにならないように注意が必要である[2]。そして、侵襲が少ない治療法も選択肢として提案すべきである。

🔍 事例のポイント

◎歯科医師は、「診断の内容、実施予定の手術の内容、手術に付随する危険性、他に選択可能な治療方法があればその内容と利害得失、予後等」について、網羅的に説明する必要がある。実施予定の治療が予防的治療である場合には、選択肢の1つとして経過観察についても説明する必要がある。

◎治療を行う目的が複数存在する場合には、目的との対応関係を明らかにして、実施予定の治療の必要性について、説明する必要がある。

今日からのルーティンワーク

☐ 治療途中に患者の症状や主訴が変化するような場合は、その都度、患者のしっかり希望を確かめながら、インフォームド・コンセントを行い、治療を進めること。

☐ 侵襲の大きな治療を提案する場合、患者の希望を叶えるためにその治療は本当に必要か？　熟考すること。

☐ 侵襲が大きな治療を提案する場合は、合わせて、侵襲が少ない治療法も提案すること。

〔松田育子・花田真也〕

事項索引

ア行

アスピリン喘息……………………54
アナフィラキシーショック…………63
アングルⅠ～Ⅲ級……………………72
医療過誤………………………………12
医療慣行………………………………22
医療水準………………………………14
医療の不確実性………………………19
医療品副作用被害救済制度…………62
医療紛争………………………………12
インプラント…………………101, 104
う蝕……………………………………98
エナメル上皮腫……………………112
NSAIDs………………………………55
オーバージェット……………………70
オーバートリートメント…………122
オーバーバイト………………………70

カ行

顎関節症…………………………116, 121
過失……………………………………13
カルテ…………………………………96
　──の改ざん……………………97
行政責任………………………………11
刑事責任………………………………11
研鑽義務………………………………52
故意または過失………………………12
根管治療………………………………45

サ行

裁量権…………………………………17
　──の限界………………………17
CT……………………………………105
歯冠継続歯（ポストクラウン）……34
歯冠補綴………………………………31
歯周病…………………………………90

サ行（続）

支台築造………………………………77
ジャケットクラウン…………………34
準委任契約……………………………79
神経麻痺……………………………105
診療記録………………………………14
診療情報………………………………14
診療録…………………………………88
スピーカーブ…………………………70
説明義務………………………………26
善良な管理者の注意…………………15

タ行

対合歯削合……………………………31
注意義務………………………………13
懲戒処分………………………………12
TCH……………………………35, 82
添付文書………………………………52
テンポラリークラウン…………34, 72
独立行政法人医薬品医療機器総合機構法……62
取扱説明書……………………………23

ナ行

能書……………………………………23

ハ行

抜歯……………………………44, 47, 90
パノラマレントゲン写真…………112
判例……………………………………20
ピリンアレルギー……………………54
ブラキシズム…………………………35
ブラッシング…………………………98
ブリッジ………………………………77
フルマウスリハビリテーション術…121
プロビジョナルレストレーション…72
ヘミセクション………………………47
ポストクラウン（歯冠継続歯）……34

保定装置・・・・・・・・・・・・・・・・・・・・・・・・・・・98
補綴物・・・・・・・・・・・・・・・・・・・・・・・・・・・・・81

マ行
マルチブラケット・・・・・・・・・・・・・・・・・・・・98
未確立の療法（術式）・・・・・・・・・・・・・・・27
Miller の分類・・・・・・・・・・・・・・・・・・・・・・・90

メタルコアの形成基準・・・・・・・・・・・・・・・81
問診義務・・・・・・・・・・・・・・・・・・・・・・・52, 59

ラ行
リテーナー・・・・・・・・・・・・・・・・・・・・・・・・・98
レントゲン写真・・・・・・・・・・・・・・・・・・・112
ロングスパンブリッジ・・・・・・・・・・・・・・・72

判例索引

昭和

東京高判昭和 56 年 9 月 24 日判タ 452 号 152 頁 ･････････････････････････････････ 96
最 3 小判昭和 57 年 3 月 30 日集民 135 号 563 頁 ･････････････････････････････････ 16
東京地判昭和 58 年 8 月 22 日判時 1134 号 104 頁［事例 e］･････････････････････ 65
最 3 小判昭和 60 年 4 月 9 日集民 144 号 433 頁 ･･････････････････････････････････ 60
大阪地判昭和 61 年 2 月 24 日判タ 616 号 132 頁［事例 a］･･････････････････････ 30

平成

松山地裁今治支判平成 3 年 2 月 5 日判タ 752 号 212 頁 ････････････････････････ 54
名古屋高判平成 3 年 10 月 31 日民集 50 巻 1 号 115 頁 ･････････････････････････ 22
広島高判平成 4 年 3 月 26 日判タ 786 号 221 頁 ･････････････････････････････････ 54
京都地判平成 4 年 5 月 29 日判タ 795 号 228 頁［事例 f］････････････････････････ 75
福岡地判平成 6 年 12 月 26 日判タ 890 号 214 頁［事例 c］･･････････････････････ 50
最 2 小判平成 7 年 6 月 9 日民集 49 巻 6 号 1499 頁 ････････････････････ 54, 70, 111
最 3 小判平成 8 年 1 月 23 日民集 50 巻 1 号 1 頁［基本事例 1］･･････････ 21, 22, 53
最 3 小判平成 9 年 2 月 25 日民集 51 巻 2 号 502 頁 ･･････････････････････ 111, 112
大阪地判平成 9 年 3 月 7 日判タ 968 号 217 頁［事例 j］･･････････････････････ 107
京都地判平成 9 年 4 月 17 日判タ 965 号 206 頁 ････････････････････････････････ 28
東京地判平成 12 年 12 月 8 日判タ 1108 号 225 頁［事例 k］･･････････････････ 115
最 3 小判平成 13 年 11 月 27 日民集 55 巻 6 号 1154 頁［基本事例 2］･･ 18, 25, 119
東京高判平成 14 年 3 月 19 日訟月 49 巻 3 号 799 頁 ･･･････････････････････････ 28
東京地判平成 14 年 5 月 27 日判例集未登載［事例 g］･･････････････････････････ 86
大阪高判平成 14 年 9 月 26 日判タ 1114 号 240 頁 ･････････････････････････････ 27
最 1 小判平成 15 年 6 月 12 日判タ 1126 号 101 頁 ･･････････････････････････････ 27
東京地判平成 15 年 7 月 10 日判例集未登載［事例 h］･･････････････････････････ 93
最 3 小判平成 15 年 11 月 11 日民集 57 巻 10 号 1466 頁 ･･･････････････････････ 111
甲府地判平成 16 年 1 月 20 日判タ 1177 号 218 頁 ･････････････････････････････ 97
大阪地判平成 16 年 2 月 16 日判時 1866 号 88 頁 ･･･････････････････････････････ 24
東京地判平成 16 年 3 月 22 日判例集未登載 ･････････････････････････････････････ 97
最 1 小判平成 17 年 9 月 8 日判タ 1192 号 249 頁 ･･･････････････････････････････ 28
最 2 小判平成 18 年 10 月 27 日判タ 1225 号 220 頁 ････････････････････････ 29, 119
東京地判平成 19 年 10 月 4 日判例集未登載［事例 b］･･････････････････････････ 42
東京高判平成 19 年 10 月 18 日判タ 1264 号 317 頁 ･･････････････････････････ 119
東京地判平成 20 年 12 月 24 日判例集未登載［事例 i］････････････････････････ 100
東京地判平成 24 年 9 月 13 日判タ 1411 号 374 頁 ･･････････････････････････････ 89
東京地判平成 26 年 12 月 18 日判例集未登載［事例 d］････････････････････････ 57

【編著者】

宗像　雄（むなかた　ゆう）
　　弁護士〔関谷法律事務所〕

花田　真也（はなだ　しんや）
　　歯科医師〔はなだ歯科クリニック院長〕・床矯正研究会副主幹

【著者】

丸山　智恵（まるやま　ちえ）
　　弁護士〔新橋辻法律事務所〕

松田　育子（まつだ　いくこ）
　　弁護士〔日比谷ともに法律事務所〕

谷口　なお子（たにぐち　なおこ）
　　歯科医師〔はなだ歯科クリニック副院長〕・床矯正研究会会員

伊地知　慧（いじち　けい）
　　歯科医師〔はなだ歯科クリニック〕

【編集協力】

鈴木　設矢（すずき　せつや）
　　歯科医師〔鈴木歯科医院院長〕・床矯正研究会主幹

ルーティンで行う歯科医療リスクマネジメント

2017（平成29）年2月28日　初版1刷発行

編著者　宗像　雄・花田　真也
発行者　鯉渕　友南
発行所　株式会社　弘文堂　　101-0062　東京都千代田区神田駿河台1の7
　　　　　　　　　　　　　　TEL 03(3294)4801　　振替 00120-6-53909
　　　　　　　　　　　　　　http://www.koubundou.co.jp

装　幀　宇佐美純子
印　刷　三報社印刷
製　本　井上製本所

Ⓒ 2017　Printed in Japan.
JCOPY〈(社)出版者著作権管理機構　委託出版物〉
本書の無断複写は著作権法上での例外を除き禁じられています。複写される場合は、そのつど事前に、(社)出版者著作権管理機構（電話 03-3513-6969、FAX 03-3513-6979、e-mail : info@jcopy.or.jp）の許諾を得てください。
また本書を代行業者等の第三者に依頼してスキャンやデジタル化することは、たとえ個人や家族内での利用であっても一切認められておりません。

ISBN978-4-335-76019-8